實戰智慧館 **429** 李仁芳 策劃

掛號、看診、拿藥
背後的祕密

長庚醫院教我的 6 堂成功管理課

王冬、黃德海 著

出版緣起

王榮文

在此時此地推出【實戰智慧館】，基於下列兩個重要理由：其一，台灣社會經濟發展已到達了面對現實強烈競爭時，迫切渴求實際指導知識的階段，以尋求贏的策略；其二，我們的商業活動，也已從國內競爭的基礎擴大到國際競爭的新領域，數十年來，歷經大大小小商戰，積存了點點滴滴的實戰經驗，也確實到了整理彙編的時刻，把這些智慧留下來，以求未來面對更嚴酷的挑戰時，能有所憑藉與突破。

我們特別強調「實戰」，因為我們認為唯有在面對競爭對手強而有力的挑戰與壓力之下，為了求生、求勝而擬定的種種決策和執行過程，最值得我們珍惜。經驗來自每一場硬仗，所有的勝利成果，都是靠著參與者小心翼翼、步步為營而得到的。我們現在與未來最需要的是腳踏實地的「行動家」，而不是缺乏實際商場作戰經驗、徒憑理想的「空想家」。

我們重視「智慧」。「智慧」是衝破難局、克敵致勝的關鍵所在。在實戰中，若缺乏智慧的導引，只恃暴虎馮河之勇，與莽夫有什麼不一樣？翻開行銷史上赫赫戰役，都是以智取勝，才能建立起榮耀的殿堂。孫子兵法云：「兵者，詭道也。」意思也明指在競爭場上，智慧的重要性與不可取代性。

【實戰智慧館】的基本精神就是提供實戰經驗，啟發經營智慧。每本書都以人人可以懂的文字語言，綜述整理，為未來建立「中國式管理」，鋪設牢固的基礎。

遠流出版公司【實戰智慧館】將繼續選擇優良讀物呈獻給國人。一方面請專人蒐集歐、美、日最新有關這類書籍譯介出版；另一方面，約聘專家學者對國人累積的經驗智慧，作深入的整編與研究。我們希望這兩條源流並行不悖，前者汲取先進國家的智慧，作為他山之石；後者則是強固我們經營根本的唯一門徑。今天不做，明天會後悔的事，就必須立即去做。臺灣經濟的前途，或亦繫於有心人士，一起來參與譯介或撰述，集涓滴成洪流，為明日臺灣的繁榮共同奮鬥。

　　這套叢書的前 53 種，我們請到周浩正先生主持，他為叢書開拓了可觀的視野，奠定了扎實的基礎；從第 54 種起，由蘇拾平先生主編，由於他有在傳播媒體工作的經驗，更豐實了叢書的內容；自第 116 種起，由鄭書慧先生接手主編，他個人在實務工作上有豐富的操作經驗；自第 139 種起，由政大科管所教授李仁芳博士擔任策劃，希望借重他在學界、企業界及出版界的長期工作心得，能為叢書的未來，繼續開創「前瞻」、「深廣」與「務實」的遠景。

策劃者的話

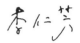

　　企業人一向是社經變局的敏銳嗅覺者，更是最踏實的務實主義者。

　　90 年代，意識形態的對抗雖然過去，產業戰爭時代卻正方興未艾。

　　90 年代的世界是霸權顛覆、典範轉移的年代：政治上蘇聯解體；經濟上，通用汽車（GM）、IBM 虧損累累，昔日帝國威勢不再，風華盡失。

　　90 年代的台灣是價值重估、資源重分配的年代：政治上，當年的嫡系一夕之間變偏房；經濟上，「大陸中國」即將成為「海洋台灣」勃興「鉅型跨國工業公司」（Giant Multinational Industrial Corporations）的關鍵槓桿因素。「大陸因子」正在改變企業集團掌控資源能力的排序——五年之內，台灣大企業的排名勢將出現嶄新次序。

　　企業人（追求筆直上昇精神的企業人！）如何在亂世（政治）與亂市（經濟）中求生？外在環境一片驚濤駭浪，如果未能抓準新世界的砥柱南針，在舊世界獲利最多者，在新世界將受傷最大。亂世浮生中，如果能堅守正確的安身立命之道，在舊世界身處權勢邊陲弱勢者，在新世界將掌控權勢舞台新中央。

　　【實戰智慧館】所提出的視野與觀點，綜合來看，盼望可以讓台灣、香港、大陸，乃至全球華人經濟圈的企業人，能夠在亂世中智珠在握、回歸基本，不致目眩神迷，在企業生涯與個人前程規劃中，亂了章法。

　　40 年篳路藍縷，800 億美元出口創匯的產業台灣（Corporate Taiwan）經驗，需要從產業史的角度記錄、分析，讓台灣產業有史為鑑，以通古今

之變，俾能鑑往知來。

　　【實戰智慧館】將註記環境今昔之變，詮釋組織興衰之理。加緊台灣產業史、企業史的紀錄與分析工作。從本土產業、企業發展經驗中，提煉台灣自己的組織語彙與管理思想典範。切實協助台灣產業能有史為鑑，知興亡、知得失，並進而提升台灣乃至華人經濟圈的生產力。

　　我們深深確信，植根於本土經驗的經營實戰智慧是絕對無可替代的。另一方面，我們也要留心蒐集、篩選歐美日等產業先進國家，與全球產業競局的著名商戰戰役，與領軍作戰企業執行首長深具啟發性的動人事蹟，加上本叢書譯介出版，俾益我們的企業人汲取其實戰智慧，作為自我攻錯的他山之石。

　　追求筆直上昇精神的企業人！無論在舊世界中，地位與勝負如何，在舊典範大滅絕、新秩序大勃興的 90 年代，【實戰智慧館】會是你個人前程與事業生涯規劃中極具座標參考作用的羅盤，也將是每個企業人往 21 世紀新世界的探險旅程中，協助你抓準航向，亂中求勝的正確新地圖。

【策劃者簡介】

李仁芳教授，1951 年生於台灣台北。曾任行政院文建會政務副主委、經濟部創意生活產業計畫召集人、兆豐第一創業投資股份有限公司董事、政大科管所所長、輔仁大學管理學研究所所長、企管系系主任；現為政治大學科管智財研究所教授，專長領域為創意產業經營與創新管理、組織理論，著有《創意心靈》、《管理心靈》、《7-ELEVEN 縱橫台灣》等專書；並擔任台灣創意設計中心董事、立達國際電子股份有限公司董事、行政院國發基金創業投資審議委員、中華民國科技管理學會院士等社會服務職務。

推薦序 1

長庚模式的典範轉移

吳壽山（財團法人中華民國證券櫃檯買賣中心董事長）

　　王冬及黃德海兩位作者將觀察到的長庚模式，貫穿於醫管分工合治、直線幕僚、責任經營、成本管控、持續品質改善、績效評核與獎勵制度等六大主題之中，使得長庚模式成為台灣醫療體系的典範，有效幫助華人省思醫療管理問題。《掛號、看診、拿藥背後的祕密》這本書讀來感受其用心，讀後亦覺有味，今日應遠流之請，分享一己閱讀心得。

　　這些年來，台灣致力於滿足海島型內需及外銷成長，石化、紡織及資訊、通訊等產業發展十分成功，也因此贏得經濟奇蹟美名。本書以具實務經驗的管理理論為經、實務的長庚個案為緯，再造東方文化的典範底蘊。

　　正值微利化、社會責任、政策政治規範、藥品智財權、有價值少市值，甚至於無獲利、高分工專業的高度變化局面，因應未來重視社會責任投資趨勢，正在醞釀的新興醫療生技產業正好可以藉此根基，成就東方社會企業的成長機會。

　　閱讀此書時需要一點專心，欣賞典範轉移時也需要一點台塑的切身感，才能思考正確之道。品嚐一口咖啡，漫步暇想長庚醫院的慈悲心，吾心滿意足矣！謹對長庚醫院無保留地提供管理流程及經營面貌等公共財，稱頌認同之餘，並為推薦序。

推薦序 2
擘劃醫院管理新藍圖，創造卓越服務新價值
楊漢湶（台灣醫院協會理事長）

「經營理念」是企業文化的核心價值，一個好的醫院必須要有明確的營運目標與規劃，本著以病人為中心的思維，醫院經營才得以永續。財團法人長庚紀念醫院以此為原則，從創立迄今 30 餘年來，已經從一家醫院轉變為台灣最大醫療體系，成功地把台塑企業的管理經驗帶入醫院管理制度中。

長庚紀念醫院的開辦，改寫了台灣的醫院管理史。長庚醫院在 70 年代將企業經營觀念及策略引進醫院管理，除了遏止盛極一時的紅包文化歪風、採用醫師薪酬制度、率先取消住院保證金之外，亦成功推動醫療資訊化，對台灣醫院影響既深且鉅，其管理制度係汲取台塑經驗，例如組織編制、部科經營、分工合治、幕僚制、成本管控、敘薪制度及資訊化管理……等，顛覆了當時傳統的醫院管理觀念，至今，已獨樹一格成為醫院的管理典範了。

綜觀近年來台灣衛生政策不變、醫事人力失衡及健保財務崩壞，造成醫院經營受限，在如此艱苦的環境下，醫院經營者更需要有現代化的管理制度，才能衝破難關、挽回頹勢。

《掛號、看診、拿藥背後的祕密》這本書，以不同角度剖析長庚紀念醫院管理基礎的原則與重點，舉凡醫院組織、流程建置、運作模式，以至於經營管理的具體應用與實踐等等，內容涵蓋甚廣，均有精闢的論述，除了能夠提供業界作為醫院管理參考書籍之外，亦可讓一般民眾了解醫院管理的專業內涵，十分樂意向讀者朋友們誠摯地推薦這本好書。

目
錄

✚　導論　**長庚醫院概況**　　　　　　　　019

第一節　建立背景
第二節　創立宗旨與經營理念
第三節　發展現況
第四節　醫療體系的新變革

✚　第 **1** 堂課　**醫管分工合治**　　　　039

第一節　醫管分工合治，各司其職
第二節　長庚醫院的「醫管分工合治」
第三節　「醫管分工合治」的啓示和意義

✚　第 **2** 堂課　**直線幕僚制**　　　　055

第一節　企業幕僚與醫院幕僚
第二節　「幕僚管理醫院」模式
第三節　直線幕僚角色及職能
第四節　專科經營助理制度

✚　第 **3** 堂課　**責任經營制**　　　　079

第一節　台塑企業的責任經營制
第二節　長庚醫院的責任經營制
第三節　分科損益管理
第四節　分類管理制度

引言
長庚模式

　　所謂非營利性醫院的企業式經營，是指醫院為因應醫療資源短缺、民眾醫療消費需求增長，以及管理效率不彰等問題，所採取的一整套借鑑利潤最大化企業的經營理念和管理方法的總稱。

　　那些已成功實現企業式經營的醫院，通常具備了「管理密集型企業」的相關特點，其經營者對於「大規模生產設施、銷售系統和管理組織，均進行了相互聯繫的三重投資」[1]，進而導致了現代大型醫院的崛起。

　　特別是對「管理組織」的大量投入，為醫院發展帶來了豐厚的經營效益。這些醫院大量雇請職業經理人負責內部管理，注重發揮管理者的協調與控制作用，從而解放了醫師的生產力，使醫師能夠專注於提升醫療服務水準。醫院每投入一份管理資源，就會為自身帶來兩份、三份或更多的經營效益。這種效益完全「依賴於（管理者的）知識、技能、經驗和團隊合作──依賴利用技術過程潛力所必須組織起來的人的能力」[2]。

　　這類醫院也是資本、資源和成本節約型組織。也就是說，非營利性醫院在不改變其公益性質的前提下，透過引入企業式經營理念和方法，其經營效益大多來自於管理及管理效率的提升，而必不單純依靠擴充病床數或診療量。如果這招用得好，醫院的經營效益將會因為成本不斷降低而持續上升，醫師不僅可在時間內服務更多病患，個人收入也會隨診療量而增加，提高醫療服務水準。

公益事業應以利潤為導向

台塑企業創辦人王永慶[3]始終堅持把製造業的一整套理念和方法用於管理公益事業，並取得巨大成功。早在長庚醫院創立之初，他就認為企業興辦之公益事業不應因為經營不善而再次成為社會的負擔。公益事業也應以利潤為導向，走出一條自我發展壯大的低成本成長之路。透過「企業式經營」，長庚醫院的規模不斷擴大，品質和效率不斷提升，目前已然成為遠東地區規模最大、醫療水準最高、技術設備最完善、管理精細程度最好且經營績效最佳的綜合性健康醫療機構之一。

從長庚醫院的經營實踐來看，王永慶妥當地處理了「公益性與商業性」之間的關係。他認為，企業式經營更強調的是公益性與商業性之間的互補性，而不是各自的獨立性。非營利性醫院既不能過分強調公益性而不講經濟效益，也不能只講經濟效益而忽視了公益性。在他看來，公益性是指依賴商業運作的公益性；商業性是指服務於公益目的的商業性，兩者是企業式經營的一體兩面，也是非營利性醫院成功發展的重要選項。

雖然醫療服務業在產業性質上迥異於石化工業，但王永慶認為兩者在管理的道理上完全相通。他說：「其實醫院管理和一般企業管理基本上都是相通的，唯一的差異是在醫院管理當中，經營者必須考慮如何促使醫護人員對於患者的身心痛苦有所體會及憐憫，並基於愛心做妥善的照顧。」

1976 年，王永慶與弟弟王永在捐鉅資設立長庚醫院，並將台塑企業

1　美國知名經濟學家錢德勒（Alfred D. Chandler, Jr.）在著作中，曾用這句話闡述美國大企業興起之因。透過觀察和研究，我們認為這句話同樣也適合用來解釋長庚醫院成長壯大之因。更詳細的資料請參見：Alfred D. Chandler, Jr.（2002），《戰略與結構：美國工商企業成長的若干篇章》（第一版），雲南人民出版社，頁 12。

2　同 1。

3　1954 年，台塑企業在王永慶帶領下，從一個日產僅 4 噸 PVC 粉的小工廠開始，歷經近 60 年的艱苦奮鬥，不僅完成了民營石化產業的上中下游垂直整合，亦使台塑企業躍居世界化學工業 50 強之列。正是由於企業經營的巨大成功，王永慶被讚譽為「經營之神」。

的組織設計和管理制度相繼引入長庚醫院，並在管理流程建設上做到「管理制度化、制度表單化、表單電腦化」，開創了台灣醫院管理的新典範，成為兩岸四地各大醫院競相仿效的楷模。本書將長庚醫院管理系統稱之為「長庚模式」。

長庚模式的關鍵特徵

「長庚模式」是在台塑企業管理經驗的基礎上發展而來的，其基本精髓和特徵與台塑企業的管理系統非常相似。從整體上講，長庚醫院管理系統的關鍵特徵也可用「1 + 4」來概括[4]，「1」是指與科學管理思想一脈相承的管理合理化發展戰略，「4」分別指「醫管分工合治」的組織結構、專業管理幕僚團隊（直線幕僚組織）、責任經營制度，以及持續性品質改善制度[5]。從總體上說，這些關鍵特徵代表長庚醫院的核心競爭能力。長庚醫院之所以能在日後的市場競爭中取得成功，主要是因管理系統執行了上述各項關鍵特徵的基本功能。

使用員工的大腦比使用他的雙手更有意義。長庚醫院遵循的合理化起源於王永慶的「追根究柢」[6]和「止於至善」的哲學觀，這一哲學觀又契合了「科學管理之父」泰勒（F. W. Taylor）的科學管理思想。在王永慶看來，所謂合理化是指「不斷消除管理死角或異常的努力過程」，目的在於如何在企業管理中堅持做到精益求精，保持企業核心競爭優勢並實現永續經營，因此也稱為「管理合理化」。他認為，醫院管理不可能一蹴而就，管理者只有做到工作制度、作業流程、員工行為、員工薪酬等全方位的合理化，醫院才能獲取相應的經濟收益並進而謀求永續經營。

■「醫管分工合治」奠定長庚醫院的組織基礎

長庚醫院「醫管分工合治」的管理架構是長庚醫院取得成功的組織保障。王永慶按照專業化與分工原則，將醫療專業管理和醫院經營管理予以適當分離，並賦予醫管雙方不同的權力和責任，以便充分發揮各自的專業特長。

醫療專業管理由醫務專業人員承擔，並專責提升醫療技術及管理水準；醫院經營管理由專業管理幕僚承擔，並專責改進醫院行政及管理效率。兩大體系密切配合，共同為病人提供所需的專業化服務。這一架構是王永慶在組織結構設計領域內的一項創新成果，它有別於傳統的直線職能制，並為長庚醫院進一步推動責任經營制度，奠定了堅實的組織基礎。

專業管理幕僚是指專門從事管理制度化、作業標準化以及流程合理化等工作，且具有「佐官檢吏」功能的職業幕僚。他們的努力逐步抬高了醫院的「管理底線」，既是制度與流程的具體設計者，可為經營者提供相應的決策支援，同時又是上述制度和流程的推動者，可協助經營者統籌醫院資源、提高各院區醫師團隊營運效率並促使醫院管理從「先做後算」向「先算後做」轉型升級。1983 年 10 月，長庚醫院在原有幕僚單位的基礎上成立「醫務管理中心」，後又改稱為「行政中心」。該中心是長庚醫院

4　這些關鍵特徵基本仿效自台塑集團。台塑集團管理系統的關鍵特徵也可用「1+4」來概括，其中，「1」是指發展策略；「4」分別指組織結構、幕僚團隊、電腦化和基於效益分享的激勵機制（進一步的論述，請參見《嚴密組織、分層負責與效益分享：經營之神王永慶的創「心」管理》，黃德海著，清華大學出版社，2014 年 10 月）。

5　在本書的調研和討論中，我們對於長庚模式的關鍵特徵一直有兩種不同的看法：一種認為「4」應該包括基於效益分享的激勵機制（主要指醫師費制度）；另一種認為應該包括品質持續改善制度。原因是醫院管理和石化工業企業管理迥然不同，醫院的診療活動人命關天，因而應把品質持續改善當作是一個關鍵討論，應醫師費制度則納入責任經營制的範疇。

6　王永慶特意把「底」換成「柢」，亦即「樹根」，意在強調「造成高成本的魔鬼統統藏在細節當中」。他要求全體員工應以「追根究柢」的工作態度，深入剖析引致成本和費用上升的根源，進而尋求合理的解決辦法。

的專業管理幕僚機構，主要負責整個醫院的管理制度建設及專業化與流程化管理等作業。

作為專業管理幕僚，行政中心人員包括總部幕僚、駐院區幕僚及各院區的管理部人員。總部幕僚與基層各單位幕僚在業務領域上下垂直連為一體，形成一條獨具特色的直線幕僚體系。該體系是長庚醫院的一支職業經理人隊伍，除專責全醫院管理制度及其流程建設、集中處理各項共同事務，如人資、採購、財務等重責大任以外，還負責推動制度的執行和各項業務的事前審核與事後稽核，並協助各院區、日常管理中的各種專案分析與改善等工作。

■「責任經營制度」造就久盛不墜的經營績效

所謂「責任經營」，是指「管理者要擔負起降本增效的責任」。為降低營運成本、提高資源使用效率、達成醫院營運目標，長庚醫院從建院之初就全盤沿襲台塑企業的管理制度和經驗，著力推行責任經營制度。從整體上講，長庚醫院的責任經營制度主要指三大專業性管理制度，即責任中心制度、目標管理制度和績效評核與獎勵制度。幾十年來，在各級專業管理幕僚團隊的主導下，長庚醫院將上述各項管理制度及其責任經營的基本精神貫徹至最基層的各項作業之中，是經營績效久盛不墜的支柱之一。

責任中心制度是指一套分權化管理制度。根據該制度，長庚醫院按照事業部制的基本精神管理各個分院（也稱院區）。另為配合營運需要，各分院再以專科別或組織機能別分設責任中心，並視每一責任中心為一個獨立個體，科學合理地歸屬收入、分攤成本，明確各自的損益責任。在推行目標管理制度的同時，長庚醫院還致力於「單元成本分析」，按照各成本項目的原始構成要素逐項深入分析，據以設定標準成本，透過異常管理方

式，逐月比對分析實際成本與標準成本間的差異，並改善差異。

■「醫師費制度」讓醫師與醫院共享利潤

　　長庚醫院在建院不久就著手引進美國的「醫師費制度」，並在結合台灣醫療環境的實際情況後，總結出一套屬於自己的醫師薪酬設計方案，即「駐診拆帳」。「駐診」是指醫師和醫院之間的關係類似「合夥制」；與公司制企業相比，「合夥關係」的穩定性較低，但合夥者分別都是管理者，不僅雙方的談判成本低，醫師的自主決策權大，而且醫院可在最大限度內發揮雙方作為不同管理主體的知識和技能。「拆帳」是指在「駐診」的前提下，醫師與醫院可按事先商定的比例分享「合夥收入」。醫院為醫師提供執業場地、設施和管理服務，醫師則憑藉技術提供看診服務，並獲取自己的經濟收入。在這一框架中，「如何拆帳，以及如何確定拆帳比例」既可視為醫院的關鍵性管控指標，也可看做是醫師的績效考核指標，它是聯繫醫院與醫師之間的關鍵經濟樞紐。

　　王永慶堅信，管理者只要照顧好醫師，就等於照顧好病患。於是，上述經濟樞紐就成為「醫院企業式經營的核心要素」，是長庚醫院鼓勵醫師積極工作的根本保證。在這一樞紐下，那些愈是能承擔困難度較高、技術等級較複雜的病種且工作量較大的看診醫師，其經濟收入和聲望也就相對愈高。從這個角度來看，醫師不再完全是「拿多少薪水看多少病的普通打工者」，他們同時也是一群富有活力且有尊嚴的「駐紮在長庚院落中的個體開業者、經營者」。長庚醫院的做法雖引自美國的經驗，實質上卻與台塑企業長期推行的「切身感」不謀而合。醫院管理者把醫師的努力程度與醫院的經營指數密切聯繫起來，從而使醫院與醫師之間分享的不再完全是「事後計算出的利潤」，而是「事前確定出的效益指標——拆帳比例」。

上述三項專業性管理制度之間相輔相成，是長庚醫院實現企業式經營的三大法寶。

「責任中心制」賦予更多職權

其中，推行責任中心制度的結果是藉此建立了「以內部市場化」為導向的分權體制與管理原則，也就是在賦予部門、醫師和單位管理者更多職權的同時，也讓他們承擔更多責任，以使醫師和管理者在各自決策範圍內有更大的控制權與責任感，並為各自的決策負責；推行目標管理制度為醫院建立了完整的責任經營目標體系，使醫院的整體目標與各部門、單位和個人的目標互相協調與融合，目標達成與否可作為機構、部門或個人的績效評核與獎勵指標；醫師費制度則是整個責任經營制度能否有效運作的最後一道保障，不僅可從根本上激發出醫師的工作熱情，積極與醫院分享經營效益，同時也可由此增強醫師的認同感、切身感，形成醫院、醫師和病人相互依存的多贏局面。

「持續性品質改善」，提供卓越的醫療服務

持續品質改善是指在日常工作中以「改善永無止境之精神」，不斷精進各項作業品質。長庚醫院在導入品質管理制度的同時，始終注意把患者的利益擺在第一位，亦即根據目標管理和異常管理原則，一方面依辦院宗旨與經營哲學不斷改善品質標準，為患者提供卓越之醫療服務；另一方面則在提供醫療服務的過程中，不斷改善作業流程來節制醫療成本，降低患者的經濟負擔。

醫院企業化經營，大幅提升診療量

常年注重將企業管理經驗引入經營公益事業，使長庚醫院逐漸形成別具一格的長庚模式。在長庚醫院的影響下，其他民營醫院紛紛跟進，甚至一些公立醫院也群起仿效，例如台灣大學醫學院附屬醫院前院長李源德教授在推動設立分院時，就被多位醫學界專家認為是「台大醫院長庚化」[7]。不過，企業式經營確實招致了一些醫學界人士的批評和責難，諸如「醫療產業不應該是生產線」、「醫師不能被當做流水線式的計件工」、「要將患者的利益置於醫院的利潤之前」等等。

對此，長庚醫院決策委員會前主委吳德朗教授[8]的一席話，能妥善回應醫學界的質疑和責難。他說：「長庚營運的模式，首先就是要把診療量衝高。過了一個『臨界數目』後，台塑擅長的內部績效競爭和成本採購管理才能發揮效果。這些節省下來的支出就反映在比公立醫院更低的就診費用上。如以支出比例看，長庚醫院的藥費和醫療材料分別被控制在總支出的 16% 與 10% 之內。其住院費大約只有美國的十分之一，醫藥費也只有美國的五分之一。在沒有嚴格轉診制度的體系下，民眾自主選擇長庚醫院，長庚建院後不久即成為最大規模醫療系統，每年所提供的服務量（診療量）約占台灣總人口的十分之一。」

7　雲鵬（2008），〈王永慶打造長庚醫院，促進台灣醫療改革社會進步〉，www.taiwan.cn，2008 年 10 月 16 日。

8　吳德朗，享譽國際的心臟醫學權威，長庚醫院建院後不久，即被王永慶邀請加入長庚醫院，經歷長庚醫院內科系主任、副院長、長庚大學醫學院創院院長、長庚醫院院長、長庚大學副校長、代理校長、長庚決策委員會主任委員，現任長庚醫療體系最高顧問、長庚大學特聘講座教授全台醫院協會榮譽理事長。他對長庚體系的發展，尤其是對長庚醫學教育研究體系的發展，皆做出了巨大貢獻。

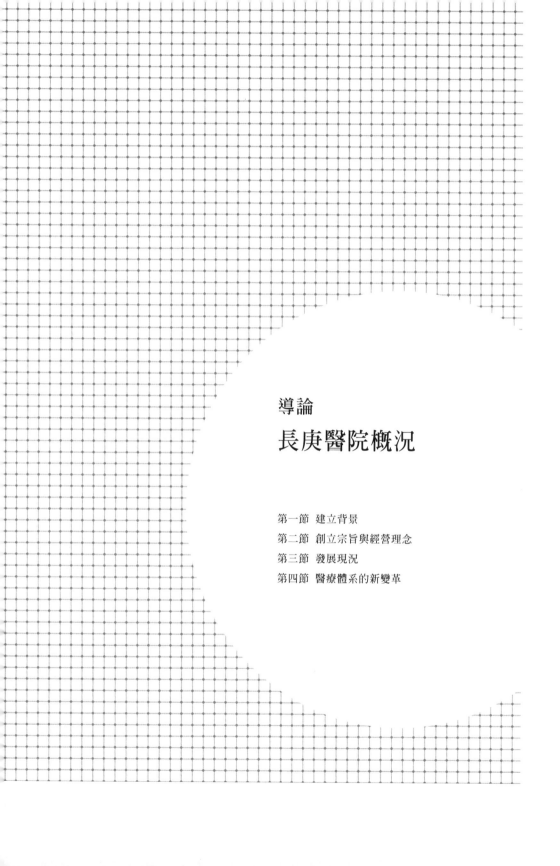

導論
長庚醫院概況

第一節 建立背景

　　1970 年代初期，台灣持續將主要資源大量投入到工業與基礎設施建設領域。雖然經濟發展突飛猛進，但投入醫療領域的資源相對較少，醫療供給遠不如經濟發展速度，使得當時醫療設施十分匱乏，醫療水準偏低，再加上醫療體制不健全，民眾生病就醫困難重重。

　　1971 年，台灣每 1 萬人口只有 7.3 位醫師及 8 張病床，病床總數中 77% 屬於公立醫院，僅台灣大學附屬醫院、榮民總醫院、三軍總醫院可以執行開腦和開心等重大手術。各式健康保險如勞保、農保與公保的覆蓋率，僅約占總人口的一半。當時的公立醫院經營方式老舊、服務態度不佳、醫師收入比照公務員實行固定薪資制，且無成本資源管控觀念，民眾一旦罹病幾乎一床難求，再加上大醫院盛行「紅包文化」，「三長一短」的現象 [1] 致使很多患者無法獲得良好診療。此外，由於當時台灣醫院少，不但醫學院畢業生欠缺適當的實習場所，連赴歐美進修的優秀醫師學成回台後，也因醫院太少而紛紛轉往國外執業，造成醫學人才外流。

　　台塑企業創辦人王永慶出身貧寒，父親王長庚是農民，罹患腸套疊卻因沒有錢交保證金和送紅包，在王永慶懷抱中過世，讓王永慶抱憾終身，也因此激起他興辦平民醫院的念頭。

　　為避免悲劇再度上演，基於回饋社會的使命感、提升醫療水準、培訓卓越醫護人才、為病患提供最佳醫療服務的宗旨，王永慶不惜捐款 20 億元，於 1976 年 12 月創設了兼具醫療服務、教學與研究功能的綜合性醫

院[2] 引用父親名諱中的「長庚」二字為醫院之名，成立「財團法人長庚紀念醫院」（2009 年 3 月改名為「長庚醫療財團法人」）。後來王永慶與王永在又陸續捐給長庚醫療體系市價 700 多億股票，卻不曾從其中拿走一分錢。王永慶曾說：「若能為整個民族做幾件重要的事，這一生也算沒有白活，就算血本無歸，又何足惜之！」長庚醫院的建立打破了當時公立醫院一統天下的局面，改變了醫療環境和制度，改寫台灣醫療發展歷史。

　　王永慶希望長庚醫院是一個全新打造的醫院，不僅醫院是新的，觀念、管理也都要全新。王永慶不想讓長庚醫院成為台大醫院、榮民總醫院勢力競逐的角力場，長庚醫院也不能併入其他醫院的版圖，不僅聘請的醫師來源要廣闊，管理者也要具有醫院管理的新思路。醫院創辦初期，除了積極禮聘當時台灣的一流醫師外，王永慶更親自延請海內外各專科領域的權威醫師，如：張昭雄[3]、吳德朗、廖運範[4]、范宏二[5]、洪瑞松[6] 等，這些醫師在王永慶的理念與願景的感召下，積極加入長庚醫療團隊服務民眾。在管理方面，長庚醫院成立之初，王永慶請來馬偕醫院院長羅慧夫[7]

1　「三長一短」現象指的是掛號、取藥、繳費時間長，醫師診療時間短。
2　王永慶 1968 年委託台大教授準備籌建醫院，1973 年聽取張錦文建議後第二天即召開會議，宣布著手興建醫院，以王永慶父親王長庚為名。當時台大多位教授和醫師都認為，應把醫院建立在人口密集、交通方便的台北市區，但王永慶以其前瞻的眼光、大手筆的氣勢獨排眾議，接受張錦文的建議，在當時偏遠的桃園縣龜山鄉興建林口長庚醫學中心，台北院區作為門診中心，台北、林口兩地一起動工。
3　張昭雄，台灣大學醫學院畢業，曾任長庚醫院心臟外科主任、醫學教育研究委員會主席、長庚醫院院長、決策委員會主任委員等職。
4　廖運範，台灣大學醫學院畢業，是長庚醫院開拓者之一。歷任台大醫院住院及總醫師、兼任主治醫師、榮總醫院主治醫師、長庚醫院內科主任和肝臟研究中心主任、長庚大學教授等。
5　范宏二，台灣大學醫學院畢業，大腸直腸外科知名專家，曾任高雄長庚醫院院長，並擔任該院永久名譽院長。現為宏德外科診所院長。
6　洪瑞松，享譽國際心臟醫學權威，曾任美國加州大學洛杉磯分校克恩醫學中心（Kern Medical Center）主治醫師，1978 年被延攬到長庚醫院，任心臟內科主任、內科部主任、副院長，並任長庚大學醫學院內科教授。他是全亞洲第一位完成經燒動脈冠狀動脈擴張術的心臟權威醫師。
7　羅慧夫（Dr. Samuel Noordhoff），美國醫師、傳教士，1959 年應台灣馬偕醫院邀請來台，曾任馬偕醫院院長、長庚醫院院長等職。主導成立台灣第一個加護病房、灼傷中心、唇顎裂暨顱顏中心、生命線等機構。在醫學院主攻外科及整形外科，於 1989 年 12 月捐款成立羅慧夫顱顏基金會（Noordhoff Craniofacial Foundation, NCF）。1994 年獲得中華民國紫色大綬景星勳章。

醫師、台灣醫院管理大師張錦文[8]分別擔任首任院長及行政副院長。

張錦文在其回憶錄中便描述了長庚醫院創辦時的台灣醫療環境。

長庚醫院建院時，醫院數量仍嚴重不足，規模較大的榮民總醫院及軍方醫院，並未開放一般民眾就醫；設備稱得上較完備的，只有台大醫院；公立醫院設備一般仍嫌簡陋，且僅一、二百床規模而已。私立醫院方面，只有高醫附設醫院及馬偕醫院較具規模，但亦稱不上「大」，設備也是一般水準。台北醫學院等當時都還未附設醫院，供學生或畢業生臨床實習及訓練。……公保、勞保發展亦十分遲緩，如果打造台灣 60 年代經濟奇蹟的王永慶能有這份善心，要建造一所設備完善的醫院，供更多的台灣病苦眾生求治，培養更多的醫療人才，當然是國家幸甚、社會幸甚、人民幸甚！

第二節 創立宗旨與經營理念

據長庚醫療體系現任最高顧問吳德朗醫師回憶，王永慶興辦醫院的核心想法有三：一是規模要大；二是主要服務中低階層百姓；三是要有學術研究能力，並導入台塑企業的企業管理模式。

據王永慶的想法，長庚醫院在建院之初即定位為非營利性財團法人醫院，以落實醫療平民化，提供充裕、低成本、良好品質的醫療服務，造福一般民眾。在「以人為本」的精神指導下，長庚醫院不斷改善作業流程及制度，開創許多醫療界先例，例如禁收紅包、廢除住院保證金等，落實病患優先的服務理念，同時做到全面制度化、資訊化管理，開創了台灣醫院

管理的新典範。

　　長庚醫院在經營目標上堅持「要做就做最好的」，規劃出最符合患者需要的制度，同時激發工作人員的潛力，達到效率與品質雙向提升。

　　以下是王永慶關於長庚醫院「經營管理」理念的精彩論述[9]：

　　長庚醫院自開院以來即大力推動研究工作，並且費盡心力，從海外聘請學有專精的醫師及研究人才返台，協助推動臨床及研究工作，因而獲致相當的成就。又因為在經營上注重醫療成本及收費的降低，以利減輕病患的負擔，在管理上不斷改善醫療服務作業辦法及流程，以便利病患就醫，減少等候之苦。

　　由於長庚醫院採行上述種種措施，處處為病患著想，所以自開院以來病患年年增加，門診容量及病床數乃配合服務的需要而持續擴充。對於以提高良好醫療服務為其主要宗旨的財團法人醫療機構而言，其在經營管理上採用上述種種措施，自然又合理。但是可能因為長庚醫院引進了追求辦事效率及杜絕無謂浪費的企業經營的精神，和傳統作風有所不同，因此引發了所謂「商業化」的批評。其實「商業化」所意謂的是提供價廉物美的產品，以此招攬顧客。長庚醫院追求合理化的，提供「價廉物美」的醫療服務，以此吸引更多病患前來，為社會人群作更大貢獻，這樣的「商業化」有何不妥之處呢？對於長庚醫院病床數的逐年擴充，也有某一醫界宿老批評說「病床多不一定是好事。」這樣的批評也顯得言不及義。因為長庚醫院擴充病床數，實際是為了配合病患增加的需要而設，並非為了擴充規模

8　張錦文（1934-2012），曾任馬偕醫院院長，後被王永慶延攬為長庚醫院首任行政副院長，是幫助王永慶創建長庚醫院的醫管界元老級人物。他是台灣第一位留美取得密西根大學醫務管理碩士學位並致力醫務管理的推動者，是台灣醫師費制度的設計者。

9　王永慶（1989），《走自己的路》，台北：聯經。

而增加病床數。社會有此需要，長庚醫院基於服務宗旨，願意盡其所能，盡量滿足實際的醫療需求，這一動機及做法，應該是無可批評的。

財團法人長庚醫院一切資金來自捐贈，經營目的是為了回饋。另外也有人批評長庚醫院追求利益氣息太重，實際情形究竟如何呢？首先，長庚醫院是財團法人組織，一切財產均屬社會所有，不得以任何方式提供利益給任何特定之私人。當此一財團法人醫療服務機構成立時，必定是已有此常識性之了解，凡是投入於這一法人機構的所有資金，永遠都不要求回收。因此就其成立之基本目的而言，絕不可能是為了利益。退一步言，若撇開這點不談，而只講究利益，則醫療服務事業不但極其繁複困難，而且如果和經營企業比較，可以說是無利可圖。若是為了利益的考量，任何成功的經營者都將不會涉足醫療事業。

其次，長庚醫院毫無預算補貼，營運上必須自給自足。然而儘管如此，長庚醫院的各項收費，舉凡藥品、檢查、檢驗及診療等，較諸受到補貼的公立醫院皆屬偏低，若是為了利益著眼，長庚醫院大可酌量提高其收費水準，以此獲取更多利益。但是長庚醫院並不這樣做，經營商所講求的是如何通過管理合理化來杜絕浪費，降低成本，並且在此基礎上從低收費，以減輕病患的經濟負擔。對於長庚醫院而言，講求管理促使成本降低，實際並非為了利益，而是為了合理經營，並以此造福病患。

醫院虧損才算為病患謀福祉？一般對於財團法人機構，尤其是對於醫院的經營，都存有似是而非的觀念，總認為這類機構在其營運上應該承受虧損，才是名副其實的財團法人，真正在為病患福祉設想。財團法人醫院若是收支平衡，甚至有所盈餘，往往被認定是違背財團法人宗旨及忽略病患福祉。尤其是長期以來，公立醫院必須依賴補貼才能平衡發展，歐美國家的醫療支出也大多形成政府的沉重負擔，更造成一般人肯定上述似是而

非的觀點。其實任何性質的機構，在營運上皆必須顧及長遠發展，才能發揮最大功能，醫療服務機構也不例外。對於財團法人醫療服務機構而言，唯有其組織能夠長遠存在，並且累積良好經驗，提升醫學水準，才能充分發揮醫療服務的功能。為了達成此一目標，財團法人醫療機構即不能處在虧損的情況下營運。若是為了免於虧損，又要兼顧病患福祉的照顧，則除了合理化經營的追求之外，另無他圖。

美國極其重視病患醫療福祉，過去一直認為，即使為了病患福祉而耗費龐大醫療資源亦在所不惜，然而此一態度在最近幾年已經有所矯正，認為醫院應該朝向企業化的經營方式發展，以追求良好經營績效來達成醫院正常營運及照顧病患福祉的雙重目標。由此當可證明，長庚醫院在經營上的追求方向應該無所偏差。

第三節　發展現況

長庚醫療體系遍地開花

台北長庚醫院於 1974 年動工，1976 年 12 月正式開業，至今已近 40 年。如今長庚醫院於台灣各地遍地開花，分別在基隆、台北、林口、桃園、雲林、嘉義和高雄等地設立分院。另外，廈門長庚醫院[10] 於 2008 年 5 月開業；長庚醫院援建的北京清華長庚醫院[11] 亦於 2014 年 10 月正式

---

10 廈門長庚醫院於 2005 年 5 月獲准籌設，於 2008 年 1 月獲評為三級醫院，開放床位 501 張，開始提供門診、急診及住院服務。2008 年 5 月 6 日王永慶親自進行開業剪綵。

11 北京清華長庚醫院初期規模為 1 千張病床，為融合醫療、教學、科研於一體的高水準綜合性非營利醫院，該醫院將全面引入台灣長庚醫院管理模式和資訊系統，建立現代化的醫院管理體系。

營運。整個長庚醫療體系的病床數達到 1 萬餘張，超越台大、榮總，成為台灣最大的醫學中心，亦為亞洲甚至全世界數一數二的大規模醫療機構（參表 1-1）。除醫院外，在桃園和嘉義設立兩所護理之家、一個養生文化村。長庚醫院的業務範圍已從醫療領域擴展到養生、居家護理和養老等健康領域，使長庚體系的教學、研究、服務更能合而為一，王永慶還捐資設立長庚大學和長庚科技大學，專門培養醫療和護理專業人才。

表 1-1 長庚醫院 2013 年 5 月各院區床位數

機構名	建立時間	床位數
台北長庚醫院	1976 年	259
林口長庚醫院	1978 年	3,686
基隆長庚醫院	1985 年	1,102
高雄長庚醫院	1986 年	2,715
嘉義長庚醫院	2002 年	1,307
桃園長庚醫院	2003 年	694
雲林長庚醫院	2009 年	139
廈門長庚醫院	2008 年	501
高雄市立鳳山醫院	2000 年	109

資料來源：長庚醫院網站

人力配置

長庚醫院（不含廈門長庚醫院）總人力近 2 萬人，其中主治醫師占 9%、住院醫師占 6%、護理人員占 39%、醫技人員占 18%、行政管理人員占 18%。（參表 1-2）

現階段，長庚醫院醫療服務量占全台灣 8 至 10%，門急診人次每年超過 800 萬人次，住院每年 55 萬人次，手術量每年 15 萬人次。長庚醫院已全數取得台灣衛生署規定的 26 個專科醫師培訓資格，可培訓 12 類

表 1-2 長庚醫院人力現況統計　　　　　　　　　單位：人

人員別 院區	主治醫師	住院醫師	護理人員	醫技人員	行政人員	其他人員	合計
台北＋林口	848	573	3,439	1,472	1,389	1,204	8,925
基隆	202	113	686	344	313	124	1,782
桃園	99	30	378	266	530	123	1,426
雲林＋嘉義	183	111	977	412	477	118	2,278
高雄	492	295	2,217	920	790	459	5,173
全院（不含 廈門長庚）	1,824	1,122	7,697	3,414	3,499	2,028	19,584
廈門	61	68	433	93	311	8	974

醫事人員並核發資格證，另還可提供各類醫務管理、資訊管理等管理培訓等業務，每年接受 7 所醫學院學生（全台灣共 11 所醫學院）和 12 類醫事人員長期來院接受實習訓練。1997 至 1999 年之間共有 2 萬餘醫學生、護士、藥劑、醫技、醫務管理等人員接受實習訓練。2010 年培訓住院醫師 1,132 人、實習醫師 306 人、職員 310 人，全台灣有四分之一的醫學院畢業生在長庚進行過住院醫師培訓。2001 至 2010 年共接受過世界各地 1,471 位學者訪問。

研究成果豐碩

　　為培育優秀醫護人才、厚植教學及研究實力以提升醫療品質，長庚體系先後設立長庚大學及長庚科技大學，長庚醫院成為一所高品質的醫學中心，進一步結合臨床醫學與基礎醫學研究、護理教學與實踐相結合。在科研領域，長庚體系設立了研究員制度，發表於《科學引文索引》期刊（*Science Citation Index*, SCI）的論文年平均超過 1 千篇，居全台灣醫院

之冠。2010 年研究專案數量達 2,092 項，經費總額高達 28.58 億元。林口長庚的顱顏整形外科、心腦血管、顯微重建中心、高雄長庚的肝臟移植中心更是聞名世界，不論在技術與學術上，皆居領導地位。

長庚醫院自創院以來，汲取台塑經驗，實施「企業式」管理模式，加強成本管控，加大激勵力度，依靠嚴密的制度化管理取得了極大的經營效益，即使現在健保總額支付愈來愈少，每年依然能夠取得近 25 億元的淨醫務收益（不包括其他的投資收益，如基金收益等）。近年來的醫務經營績效參表 1-3。

表 1-3 長庚醫院 2006-2010 年醫務經營績效　　單位：億元

項目	2006 年	2007 年	2008 年	2009 年	2010 年
醫務收入	393.6	423.7	445.7	447.7	466.55
醫務成本	358.5	376.35	390.45	402.35	429.5
醫務毛利	35.1	47.4	55.25	45.35	37.05
管理費用	11.65	11.7	13.2	13.15	14.2
醫務利益	23.45	35.65	42.1	32.2	22.85
醫務利益率（％）	29.85	42.1	47.2	36	24.5

資料來源：《長庚醫療財團法人報告》，2009-2010。

第四節　醫療體系的新變革

在長庚醫院的發展過程，除了持續擴大醫療規模及擴展醫療服務，秉持創辦初期「以人為本」、「病患優先」的經營理念，改善流程與制度，陸續創造許多先例，打破當時醫療界沿襲已久的陋習。這些做法都導引著台灣的醫療衛生走向良性發展，大大增進病患福祉。

禁收紅包，杜絕醫療陋習

住院時送醫師紅包曾是醫界普遍的現象，造成病患額外的經濟負擔。長庚醫院從創院之初，便制訂了一套完善薪資制度，醫師可以獲得合理酬勞，醫院也明令任何人都不得收受紅包，違者立即革職，絕不寬貸。因此，患者只要繳納醫療費用，完全無須負擔其他額外支出。在長庚醫院的帶動下，過去習以為常的收紅包情況已經根絕。

廢除保證金制度，以救治患者為要務

過去醫院從不接受病人賒欠診療費，一旦發生緊急傷病，往往得先繳足保證金才可住院或手術，常導致貧困病患無法及時獲得治療，造成難以抹滅的傷害。對長庚醫院而言，救治患者比收費更重要，創辦人王永慶一再宣示，千萬不可因為費用問題影響救治。

從 1980 年起，長庚醫院急診便改為先施行醫療，患者離開急診室時才結帳收費。過去的一般門診看病，民眾都是先繳掛號費，看完病後再繳醫療費，重複排隊繳費，既不方便又浪費時間。1986 年 10 月起，改為掛號後直接先去看診，之後再一併繳納醫療費用與掛號費。這一改革措施在當時被視為十分大膽的新舉措，因為醫院面臨漏帳風險，而長庚醫院事前妥善防範，將漏帳金額降到極低，最後其他醫院也紛紛仿效。

1983 年 2 月，長庚醫院再次創下醫界先例──廢除住院保證金制度，凡診斷需要住院者，即予安排住院治療，醫療費用另行通知患者家屬繳納，若有家境貧窮無法負擔者，由社福人員評估後，按其經濟困難程度，由長庚醫院設立的社福基金適度補助，以度過難關。原本業界以為這會造成大量經濟損失，後來發現 90％以上患者出院後會主動繳清費用，未繳清者其實比例極小。在此之下，各醫院紛紛也取消住院保證金制度。

1986 年 8 月，政府正式取消醫院收取住院保證金規定。

帶動企業投資辦醫院

長庚醫院堅持平民路線，幫助政府照顧弱勢群體，包括對原住民家庭的興學救助、先天心臟病的治療、顏顏缺損兒童的重建、聽神經缺損兒童安裝人工電子耳，到為老年人接種肺炎鏈球菌疫苗。

據吳德朗回憶，王永慶建立長庚醫院的真正原因，是因為當時他看到一半以上民眾沒有社會或醫療保險，日常就醫非常困難，因而決定開辦以中低收入為對象的長庚醫院，希望將醫療費降到最低。從開院之時，長庚醫院積極延聘一流醫師，購置最先進的醫療儀器，引用企業管理的方式經營醫院，訂立低廉的收費標準，讓一般民眾都能以最少的費用，獲得最高品質的醫療服務。當時任長庚醫務管理中心主任的莊逸洲[12] 曾指出，王永慶多次要求經營必須大眾化，因此開院時的頭等病床比例不到 2%。

平價收費、高超醫術、便捷服務及「企業式」經營等特色，讓長庚醫院迅速成為最賺錢、也最令患者滿意的醫院。開業第三年就獲得 15％的利潤，這一成績大大鼓舞了其他社會力量投資興辦醫院。自此，其他企業、慈善機構都認同醫療事業是企業回饋社會的好方式，於是仿效台塑企業投資醫療產業，最終改變了台灣醫療體系的產業格局，即公立醫院和私立醫院的比重，當初的 8 比 2 倒置為今日的 2 比 8。

「鯰魚效應」啟動醫療改革進程

長庚醫院的發展顯示了民營醫院的高效率，提升整體醫療水準，啟動台灣的醫療體制改革。這一做法已成為古典市場經濟原理中的典型案例。

1978 年，長庚醫院林口醫學中心開幕前夕，當時擔任行政院院長的

蔣經國前去參觀。他對於長庚醫院各項先進的軟硬體設施備感震驚，對民間自籌資金的能力以及醫療專科分工精細、專科人才齊全等印象深刻、讚許有加，但他同時也感受到長庚醫院帶來的強大競爭壓力。

蔣經國視察後不久，政府前後撥出上百億資金，分別補助公立的榮民總醫院和台大醫院，大舉擴充設備。之後幾年動輒以數十億資金補助各公立醫院，使老舊公立醫院煥然一新。在這相互激勵及向上提升的良好風氣帶動下，長庚醫院不僅提高台灣醫療水準，還充實病患的醫療福利，並促使政府大幅降低補助公立醫院，最終改為要求公立醫療機構自負盈虧。

依醫師技術計酬，確保醫療品質

過去台灣醫師都是按照公務員薪資制度，支領固定薪水。張錦文曾將美國醫師費制度加以修訂，結合台灣醫療環境，以指定醫師費（Private Physician Fee, PPF）的方式引進馬偕醫院實施。他受王永慶之託籌建長庚醫院，醫師費制度即自長庚醫院開業實施。長庚醫院現任行政中心主任龔文華表示，醫師不是長庚醫院的員工，而是合夥人。全院醫師不像公立醫院那樣拿固定薪資，而是與醫院拆帳，共同享有收益。

基於人性及經營管理合理化的想法，長庚醫院設立以醫師技術計酬的主治醫師費制度。亦即醫師和醫院根據不同的醫療服務，按比例拆分醫療收入。同時為了避免醫師過分追求個人價值而失去群體合作，這些提撥報酬並不直接歸入醫師個人帳戶，而是歸屬到整個科室層級，以科為單位，

---

12 莊逸洲，長庚決策委員會前副主任委員、長庚醫院行政中心（前身是醫務管理中心）前主任，精通醫院管理理論與實務，對台灣醫療與健康保險制度改革貢獻良多，是長庚醫院決策核心人物。在長庚及台塑企業服務時，秉承王永慶的經營理念，使長庚成為台灣最大的醫院體系，是打造長庚醫療帝國的大功臣。2006 年 3 月 21 日因腦中風病逝林口長庚醫院，時年 58 歲。

將整個月醫師診療收入集中，再依「三三三」的分配方法計算點數[13]，重新分配至個人薪酬。這種制度使醫師酬勞能夠落實到每個診療，與勞動價值掛勾，與藥品和檢查收入脫勾，又綜合醫師年資、服務量、研究、教學、行政等方面貢獻，避免科內衝突，激勵年輕醫師，強化群體醫療的團隊精神，確保醫療品質。

另外，每一位醫師又依年資或職級為上限，超過上限部分歸入全院主治醫師的共同基金，作為日後醫師的退休金、出國開會進修的補助金，以及給某些收入較不理想但又是醫院必要的專科的醫師補助金。這樣的薪資制度讓長庚醫院的醫師一方面有較高的薪水，另一方面也有充分機會進行科研教學和在職進修，不必擔心收入減少。這個制度在一開始備受責難，但現在已廣為中大型私立醫院採用。

導入企業式經營模式

首任院長羅慧夫醫師有一套理論：「醫院的生意就是患者，醫師的責任就是把患者照顧好，以有效率的方法符合患者的需求；院長就是『店經理』，負責給『員工』醫師加油打氣。」他認為這樣商品化的比喻並無不妥，只是醫院這樣的「店」，照顧的是上帝創造的、無法取代的生命，而不是普通商品。而一個好的醫院應該設身處地為患者著想。

長庚醫院引進台塑企業的管理模式，把醫院當成企業來經營。王永慶非常重視醫療事業的經營，在醫院開辦之初就引進企業管理概念與經驗，親自帶領醫師與行政主管檢討醫院營運問題，深入徹底進行作業整理，建立各項醫院管理制度，建置醫院組織運作系統。

據張錦文回憶：「長庚醫院開業僅一年，台塑企業總管理處總經理室就開始指派企業管理幕僚到台北長庚分院調查醫院作業流程。」台塑企業管

理方式很快就被移植到長庚醫院。1983 年 10 月，長庚醫院成立長庚「醫務管理中心」，負責整個醫院管理制度建設和經營管理，並推行多項改革，例如首創以各科為獨立經營個體的「責任中心」制、採取分科經營制度等，目的是在服務患者的前提下有效控制成本、提高效率。

現任長庚醫院行政中心主任龔文華表示，全院有 2.1 萬名員工，其中將近 1.1 萬人會參與成本控制管理。雖然醫院的醫務工作與行政管理相互獨立，但按照企業化管理模式，將每個分科視為獨立的成本單位進行利潤核算，以人力績效考評檢討醫護人員的工作情況。行政部門會根據醫院運行需要，經過嚴密核算，合理配置人力、設施，並根據患者情況有效控制醫院經營成本，將成本控制任務具體落實到每個人身上。這也是為什麼長庚醫院會有一半以上人員參與管理的原因。在長庚醫院發展早期，管理者曾拿著碼錶統計每個崗位上的工作量，並以此計算需要多少護士、主治醫師才合理。乍看之下，這種管理方式缺乏人性，但這些資料都為醫院的合理用人提供了重要參考。

全面實施資訊化，提升效率和品質

王永慶多次強調，只有一流的管理制度還不行，還要有先進的電腦化管理。長庚醫院創院之初就注重使用電腦作業，成為台灣第一個全面電腦化作業的醫院。由一開始運用於會計帳目報表，再到醫務管理，最後應用到醫療作業，從最基本做起，不斷檢討改善，一步一腳印建立了自己的醫院資源計畫系統（Hospital Resource Planning, HRP，參圖 1-1）。

13「三三三」分配方法是根據年資積分、收入積分和科內積分進行重分配，每位醫師的年資積分占三分之一，教學貢獻、研究貢獻、行政、職務等科內積分占三分之一，以實際診療收入計算的收入積分占三分之一。詳細內容請參見本書〈第 6 堂課：績效評核與獎勵制度〉。

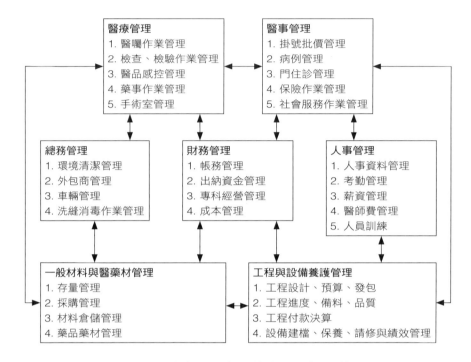

圖 1-1 醫院資源計畫系統（HRP）關聯圖

　　醫院全面採用數位化醫療儀器設備，病歷紀錄以及檢查的影像與圖形都數位化存檔，醫師可從電腦得到病患完整的醫療資料，無須調閱紙本病歷，節省成本；分院之間可透過網路迅速獲得轉診病患的完整醫療資訊；醫院方也可迅速取得醫學研究所需資料，並嵌置統計分析軟體進行統計。嚴謹的資訊安全管制系統，確保了資訊安全與病患隱私。此外，電腦管理除使用庫存、資材管理、設定需要量及安全存量都用上數位化管理，後來又陸續應用在門診掛號、結帳、藥品、檢驗、診斷、病歷紀錄、影像等。透過資訊化作業系統，醫院已成為無紙化、全面電腦作業的電子醫院。會計帳務結算方面，每月報表結算日後第二天（即「一日結算」），行政中

心主任就可看到全院上個月的全部財務報表。

創設全方位整合的醫療照護體系

長庚醫院建院之初，即強調團隊醫療照顧。名譽院長陳敏夫醫師在建院 35 周年時曾這樣評價：「我們沒有超級明星醫師，我們有的是堅強完整的醫療團隊。」

■ 聯合門診

有鑑於科際整合治療的重要性，長庚醫院於 1998 年起開辦聯合門診，由各科主治醫師聯合診察，以提升服務品質，目前已成立的有：頭頸部腫瘤聯合門診、乳房腫瘤聯合門診、糖尿病聯合門診、骨質疏鬆聯合門診等。例如開辦糖尿病、關節炎、鼻咽癌、子宮頸癌等疾病的中西醫聯合診療業務，由中醫內科、風溼過敏免疫科、婦產科、放射腫瘤科主治醫師共同診察病患。

■ 整合性醫療中心

以患者為中心的理念下，各院區整合醫療資源，設立各種疾病的醫療中心。2004 年 1 月，林口長庚整合 19 個癌症治療團隊成立癌症中心，隨之又整合成急症外傷中心、腦中風中心、睡眠中心、微創中心、糖尿病中心、遺傳諮詢中心、器官移植中心及兒童醫院等幾十個整合性醫療中心。

各醫療中心以跨專業合作的形式存在，比如遺傳諮詢中心包含婦產科醫師、兒科醫師、檢驗師、遺傳諮詢師、營養師和其他相關科系醫師，工作內容是制訂標準化治療指引，設立完整品質管制指南及監控機制，實施個案管理制度，以便落實全人關懷，由醫師、護理人員、社會工作員、營

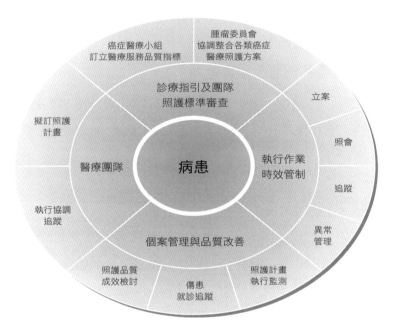

圖 1-2 癌症醫學中心服務內容

養師、復健師等共同提供服務，達到全面照護的理念，兼顧病患的生理、
心理、社會各層面照顧（參圖 1-2）。醫療行業普遍認知「專科醫院賺
錢，綜合醫院不賺錢」，長庚醫院透過發展醫療中心，使綜合醫院相當於
由多個專科醫院組成，跳脫傳統綜合醫院的制約，邁入賺錢醫院的行列。

■ 垂直整合的醫療照護

　　另外，隨著高齡化社會到來以及疾病變化，長庚醫院不斷擴充服務規
模，建立垂直整合的完整醫療體系，提供持續性完整醫療照護。從急性疾
病到慢性疾病，再到長期照護及安養服務，建立全系列的醫療機構，提供
民眾健康服務。例如設立守護兒童健康的「兒童醫學中心」、發揚中國傳

統醫學的「中醫醫院」、專業照顧慢性病的「桃園分院」和「護理之家」，以及提供老年人安享天年的「養生文化村」等，提供民眾自幼兒到老年的「全面照護」、「全程關懷」及「全面健康」的完整醫療照護。

首創專科醫師制度

　　台灣早期除了台大、榮總和三總，其他醫院少有能力訓練住院醫師，絕大部分醫學生畢業後只能遠赴海外或自行開業，只有少數能夠留在大型醫院接受專業訓練。長庚醫院的創立立即改變了這一狀況，開始大力培訓住院醫師。建院之初，王永慶就責成吳德朗醫師負責推進醫學研究和教學，參考美國的醫學、醫院和醫療制度，創立了長庚醫院住院醫師和次專科醫師的完整訓練計畫、專案及標準流程。此後，各大醫學中心及教學醫院紛紛起而效尤，為住院醫師的訓練制度立下了重要基石。

　　而長庚醫院建院之初即設立專科醫師制度，使得每位專科醫師可專注於自己領域的技術精進與相關研究。公立醫院亦感受到此一競爭壓力，於是開始跟進。同時，政府深感分科訓練對醫療水準提升與人民健康的重要性，開始立法推動專科醫師制度建設。

■ 首創護理人員專業分級制度，設立專科護理師

　　長庚醫院在 1982 年創立護理人員專業分級制度，基礎護理人員職級包括 N1 至 N4。當基礎護理人員晉升到 N4，便可選擇護理行政管理（包括護理長、督導、主任）或進階護理角色；進階職級又分 NP1 至 NP5 五級。基層及進階護理人員的晉升資格如考核、年資或經歷、著作及其他要求等，皆有明確規定。受訓後的進階護理人員稱為「專科護理師」。

　　在台灣，多數的專科護理師是由醫院培訓所產生，最早是因住院醫師

人力短缺，為了提升醫療照護品質，於 1986 年 9 月，由長庚醫院醫務管理中心莊逸洲主任與護理部楊麗珠副主任宣導設立「專科護理師制度」，並由長庚醫院率先培訓，之後各大醫院紛紛跟進。有鑑於各醫院培訓課程並不統一，加上師資參差不齊，台灣護理學會於 2000 年委託林口長庚醫院及台北榮民總醫院代訓內、外科專科護理師，統一課程內容以提升專科護理師的素質。衛生署受到影響，2006 年也開始推行專科護理師制度。

影響健保費用

　　台灣健保費的成長幅度比其他國家或地區低，大部分功勞要歸功於長庚醫院。據報導，目前一年高達 4 千 5 百億元的健保醫療費用中，長庚醫院的服務量就占到了 8 至 10％。由於服務量大，長庚醫院的藥品採購具有議價優勢，往往能取得比健保還低的價格，形成健保藥價抑制機制，使得健保費增長幅度沒有其他國家或地區那麼快。

參考文獻

1. 王永慶（1989），《走自己的路》，台北：聯經。
2. 張冉燃（2010），「長庚」艱難登陸睄望，《睄望新聞週刊》，2010 年 8 月 30 日。
3. 李淑娟（2002），《望醫心切──張錦文與台灣醫院的成長》，台北：允晨文化。
4. 華夏經緯網（2004），〈「經營之神」旗下台灣長庚醫院印象〉，華夏經緯網，2004 年 10 月 14 日。
5. 吳德朗（2005），《理想的國度：吳德朗醫師回憶錄》（第 4 版），台北：典藏。
6. 趙安平、馬淑燕、陳婿（2012），〈尋找醫改「次優解」〉。《健康時報》，2012 年 12 月 24 日。
7. 梁玉芳（2002），《愛，補人間殘缺──羅慧夫台灣行醫四十年》，台北：天下遠見。
8. 鐘志朗（2011），〈長庚醫院的成功分析〉。取自 http://blog.sina.com.cn/s/blog_49243e410100oz5w.html。
9. 黃尚玉（2011），《不斷進步，持續成長，體現長庚核心價值──長庚體系 35 有感》，《長庚醫訊》，第 32 卷，第 12 集，頁 12-13。
10. 高川琪（2011），〈海納百川，登峰造極──長庚 35 邁向世界級頂尖醫療中心的期許〉，《長庚醫訊》。

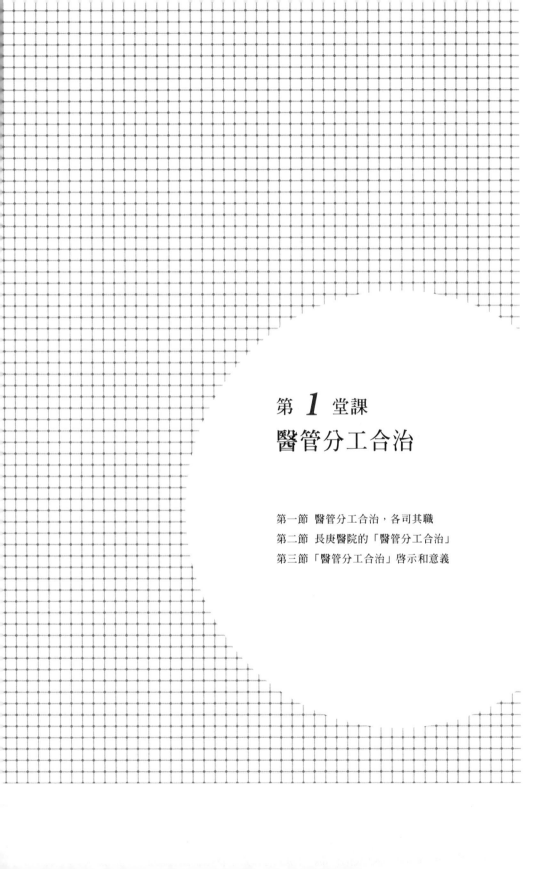

第 *1* 堂課
醫管分工合治

　　隨著醫療市場的逐步開放、醫院間的競爭程度不斷增強，以及健保費用總額控制的逐步實施，如何在合理成本下為病患提供最有效率且高品質的醫療服務，便成為醫院能否持續發展和贏得競爭優勢的關鍵。

　　若只依賴醫療專業技術人員從事醫院管理，較難應對醫院發展面臨的挑戰，因此幕僚或參謀人員逐漸得到重視。由於管理和專業技術人員所受的教育各不相同，工作性質差異較大，思考問題的角度也有差異，兩者之間必會產生分歧，影響醫院運作效率和效能。因此有必要整合兩種力量，發揮兩者之力，達到提高醫療品質和成本控制的目的。

　　早在 1986 年即有日本學者提到，由高級職員組成、管理功能強大的幕僚部門，是長庚醫院組織結構設計的首要特點。長庚醫院沿襲台塑企業的直線生產責任體系和直線幕僚體系，建立了醫療專業管理與行政幕僚管理相結合的組織結構，是長庚醫院取得成功的組織保證。

第一節　醫管分工合治，各司其職

分工協作理論

　　組織結構的本質是員工的分工協作體系。柏拉圖（Plato）認為，分工的第一個本質特徵就是工作專業化。在他看來，專業化的涵義在於人們只做適合做的工作。人們只專門從事一種工作時，才能熟練並高品質地把事情做好。

　　英國經濟學者亞當斯密（Adam Smith）又將「分工」推到了一個更高的階段。他說：「有了分工，同樣數量的工作者能完成比過去多得多的工

作量，其原因有三：第一，工人的技巧因專業化而逐日改進；第二，由一種工作轉移到另一種工作，通常會損失不少時間，有了分工，就可以免除這種損失；第三，許多簡化勞動和縮減勞動的機械的發明，使一個人能夠做許多人的工作。」

　　分工的產生必然導致協作的出現，分工的發展也必然要求協作跟進。一般而言，專業化的分工程度愈高，協作活動也就愈多、愈複雜，由此導致的交易費用也就愈高，但進一步研究又發現，在專業化分工水準既定的條件下，高效協作可以降低交易費用，因為預先有計畫地協作避免了許多不確定性，降低了協作中的交易費用，並且協作以管理者權威為前提，管理權威的存在對個體行為產生約束，可以降低協作中的交易費用。

　　美國麻省理工學院教授哈里斯（Harris J. E.）指出，醫院是由醫療專業部門和管理部門結合而成，兩者互動關係非常複雜，而且可能面臨利益衝突的問題。醫療專業人員執行著醫院中的主要功能，管理人員扮演協助醫護人員完成主要目標的角色。但隨著醫療產業內外環境的大幅變遷，使得管理部門逐漸成為影響醫院發展的關鍵，其在組織結構中的地位將影響醫院的經營決策及戰略模式。

■ 治病須仰賴醫療專業

　　醫療服務專業的特點決定醫院須要醫療專業，以便實現自主管理。醫院作為高技術的專業性組織，其營運依賴專業人員的技術和知識。醫療專業人員是組織的「作業核心」，其他組織單位如管理部門、服務部門等都屬於「作業核心」的輔助單位。

　　由於醫療工作流程複雜，管理部門不可能自行直接制訂標準，只能由醫療專業人員根據專業知識，針對病患情況制訂合適的標準處理程序，不

需要太多的直接督導，例如醫師在手術方案制訂、病情診斷等享有很大的控制權。但由於醫療專業人員在醫療過程中，醫療工作的知識性和專業性以及患者的個體特徵和疾病特點，使非專業人員無法判斷採取的診療方案是否正確，醫療專業人員自身也無法確保診療方法和措施絕對正確，若無監督、控制和指導，必然產生醫療品質或效率低下等問題。

因此，醫療專業人員享有的自由不等於完全的自由，這種自由是在專業控制下的自由，要受到這一行業已定標準的限制，一般由自我規範的規章或公約和各專業委員會達成自律來實現，如各級醫療專業人員對患者採取的診療方案，應由相應專業委員會進行審訂。

■ 永續經營需仰賴管理專業

另外，即使是非營利性醫院，為了合理補償成本支出，也必須合理使用有限資源、控制服務成本、提升作業效率、追求績效。隨著醫院規模的擴大、病患數量、病種增加、工作複雜性的加劇，加上醫療保險總額支付制度的逐步推行，醫院科學精細化、管理水準的高低便成為醫院生存的發展關鍵。

為了實現以最小成本獲得最優質的醫療服務目標，需要管理人員專門制訂流程標準、檢討改善和監督實施，將各項工作合理化。這類部門扮演了幕僚、參謀的角色，一般稱為「參謀」或「幕僚組織」，他們對上是決策者諮詢的對象，對下則為發動、統籌、整合各項作業規劃的推動執行者，在成本管控等協助醫療專業人員，確保醫療服務的高品質。

■ 醫管分工合治方能兩全

由於醫師作為病患代理人，基於本位主義，堅持「患者至上」的理

念，為了提升醫療品質，需要不計代價治療患者，但醫療資源又十分有限，因此如何發揮有限醫療資源的最大功效，並且在合理成本下提供最有效率且高品質的醫療服務愈發重要，但這些僅僅依賴醫療專業人員恐難以勝任，需要管理專業人員的精細化管理方能畢盡其功。另一方面，如果單純依靠管理人員制訂標準，由醫療專業人員機械式執行，那麼又不符合專業性強、知識和科技含量高的醫院組織特點，不利於醫師的積極自主性，從而影響到醫療品質的提升。只有醫療專業管理和科學精細的企業式管理的兩方保持平衡，醫院才會持續高效發展。因此，針對醫療技術精益求精的專業技術管理，與針對流程改善、成本管控、合理化經營的科學精細化管理，應在醫院中並存，此即「醫管分工合治」。

第二節　長庚醫院的「醫管分工合治」

從台塑企業組織結構談起

　　自 1960 年代中期至 70 年代中期，王永慶在台塑企業初具規模時就發動了一場持續 10 年之久、並且以「建立嚴密組織並實施分層負責」為策略的組織變革，使得企業的組織結構徹底摒棄了以往的「直線職能制」，而新創了一個以「生產和幕僚兩個直線體系聯結和互動」為骨架的管理系統，並經資訊化得到了全面加強，在台塑企業往後的日常管理中始終發揮作用。

　　直線生產體系是一條實質的直線生產責任體系。台塑企業首先按產品類別將旗下各公司劃分成若干個事業部，並以事業部為責任經營主體，事

業部經理全權負責本事業部的產銷事務；其次是為確保責任經營制的順利推行，台塑企業又在事業部的基礎上，把產銷單位再細分為責任中心。

　　直線幕僚體系則是一條富含科層制哲理的專業管理責任體系。為有效管控各事業部及責任中心，王永慶於 1966 年 6 月下令將原有的總部辦事機構改名為「總管理處」，作為集團企業內部的一個管理機構，並首先集中了一批幕僚專門負責處理各公司的財務、法律、採購、發包、營建、出口、物業等共同性事務。後又在總管理處下設立「專業管理幕僚機構」，即總經理室，並在該室之下再設立若干個機能小組。這一結構使得幕僚人員能夠參與並主導企業經營管理。

　　台塑幕僚體系是一項重大企業組織設計創新。與西方企業的「參謀制」不同的是，台塑幕僚團隊沒有完全集中於總部，而是沿各公司、事業部、工廠和生產課等層級向下延伸，在業務領域上下連成一線，就近服務於相應層級的經營主管。這一組織設計完善了企業的正式管理系統，使企業成長不再依靠個人功績，改以「充分依靠組織的力量，並在順暢的制度通道中成長」。同樣為加強對專業管理幕僚的管理，台塑企業也按照責任中心的基本原理，將各級幕僚單位劃分為利潤中心和成本中心，使其不再是往日的「成本支出部門」，而是能夠為企業「直接創造價值」的服務團隊。這也是日後台塑企業各基層單位執行力強的主要原因。

　　長庚醫院引進台塑企業的管理模式，以「醫管分工合治」原則設置組織，賦予「醫管」雙方不同的權力和責任，使醫療專業管理和行政幕僚管理之間能緊密合作，不斷提升管理精細化水準，取得極佳的經營績效。

長庚醫院「醫管分工合治」始末

　　長庚醫院建院時，由曾任馬偕醫院院長的羅慧夫擔任院長，由擁有密

西根大學醫務管理學位的張錦文擔任行政副院長。當時的醫師來自三個系統，一是台大系統，二是馬偕系統，三是美國留學歸國者。1978 年 12 月，台北長庚開幕兩年後、也就是林口院區開院後不久，行政體系進行了大改組，由外科主任張昭雄擔任院長，吳德朗擔任副院長，其下設三個部，其中醫務部負責醫療業務，醫教部負責醫學教育及研究，醫事部負責 X 光科、放射腫瘤科、檢驗科的診療業務。並且設立醫務執行委員會，負責政策制定、規劃和督察，由范宏二醫師擔任主席，每個月開會一次。此次的改組結束了長庚醫院開業後的不穩定期，並由此進入快速成長期。

　　1984 年年底，基隆長庚院區已經開業，高雄院區及長庚醫學院正在籌備中，此時王永慶為了強化組織，決定設立長庚決策委員會，由張昭雄任主任委員；並且為統合林口、台北、基隆及高雄院區籌備處的行政工作，於 1983 年 10 月成立長庚「醫務管理中心」（現稱「行政中心」），作為整個醫院的「總管理處」，負責經營與管理，並於各院區設立管理處或管理部。發展至今，已然形成長庚醫院「醫管分工合治」的組織結構，醫療專業技術人員負責提升醫療專業水準，管理幕僚負責經營管理和效率改進，重大策略問題均上報決策委員會決策。這一結構有別於傳統醫院的直線職能制，為長庚醫院進一步推動事業部制度、責任中心制度，以及目標管理制度等一系列責任經營制度，提供了堅實的組織保證。

　　長庚醫院在這運作模式之下，經營管理上高度集權，醫療專業上高度分權，兩者共同追求醫院合理化經營新格局。行政幕僚人員透過標準化工作程序，使醫院的組織結構趨於「機械化」形式。與此同時，醫療人員則把組織結構拉向醫療專業化形式，兩種力量取得平衡。這種組織結構充分發揮了專業分工所形成的比較優勢，既避免了非專業人員管理醫療業務，又有專門管理人員從事合理化經營工作，大大提高了醫院的經營效率。

醫院總部的「醫管分工合治」

長庚醫院在性質上屬醫療財團法人，實行「董事會」治理模式，經營責任由此向下層層分解並分別承擔。董事會下設有「決策委員會」，負責研擬重要決策與發展方針、擬訂醫務及教學發展與推動計畫、審訂各項醫務規章、審議講師級以上主治醫師職位評定及晉升條件、審訂人事及薪資制度、審議其他重大決策事項等，成員由各院區正副院長、行政中心主管、部分高級專員[1]及大學校長[2]等組成。如圖 2-1 所示，決策委員會下設有兩個平行機構。

其中之一是跨部門的「各功能委員會」，即醫療專業管理體系。長庚醫院在整個醫院層面成立醫療品質與倫理審議委員會、手術暨病理組織審查委員會、感染管制委員會、輸血委員會、藥事委員會、病歷管理委員會、手術室管理委員會、醫學教育委員會等數十個跨院區專業委員會，這些專業委員會屬功能性質，為醫療專業體系，由院長、科主任為代表的醫務專業人員組成，主要負責配合特定任務擬訂及執行方案、制訂醫療技術作業程式、推動醫療照護質量，以及與醫療安全和教學科研等有關的其他業務和技術水準的提升工作。

院區間的「醫管分工合治」

長庚醫院依地域可劃分為 8 個院區，各院區以事業部方式經營，因此有很強的自主性，可各自實行獨立核算。各院區組織結構除「醫務專科」外（最大的院區林口長庚醫院有 109 個醫務專科），還設有「院務委員會」掌管全院重大決策及作業制度的檢討與修訂。另依「醫管分工合治」原則，設有 20 多個系列「功能性委員會」及「院區管理部」，前者負責院區醫療業務和技術水準提升，後者負責院區各項管理制度擬訂、工作稽

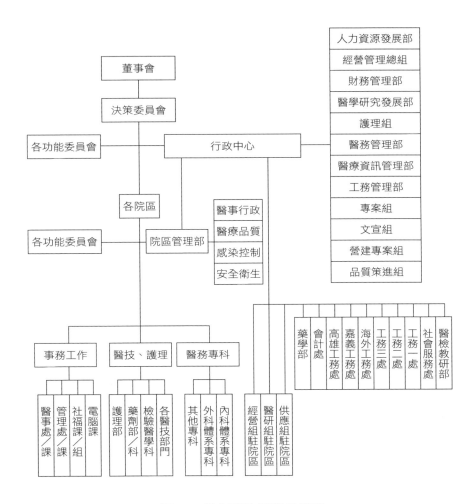

圖 2-1 長庚醫院組織結構圖

1　高級專員為幕僚人員的一種職務，屬一級主管，相當於台塑企業的廠處長級主管。
2　指台塑關係企業旗下的大學校長。

核、檢討與改善。

「院區管理部」作為院區院長的幕僚機構,由醫事行政組、感染控制組、安全衛生組和醫療品質組等團隊組成,負責院區醫療行政、醫療品質、感染控制和安全衛生等醫療制度擬訂、業務稽核、異常檢討及管理改善等工作,其中醫事行政組業務相對龐雜,包括空間規劃、營建工程管理、醫療作業分析、人力資源管理、醫院評鑑、滿意度調查及專案改善。

凡不涉及院區間會簽的內容均匯至管理部,由管理部審核後提報院區院長核准。作為專業管理幕僚的一部分,管理部也和行政中心一樣,對院區醫療體系的醫療作業不擁有直接指揮權,但擁有如溝通、協調、審核、稽核等管理許可權。值得一提的是,為保證院區經營分目標與醫院整體總目標相統一,管理部負責人由行政中心派駐。

專科的「醫管分工合治」

在院區內,長庚醫院將科室等醫療及非醫療單位進一步細分為利潤中心和成本中心,以科作為經營主體,實施責任經營制度。「科主任」被賦予經營專科的權力和責任,負責科室醫療服務、教育訓練、學術研究及醫務行政等規劃、執行推動與輔導考核等。為輔助科主任管理、保證執行和推動各項管理制度,長庚醫院特別採取「專科經營助理」制度,設立駐院區的專科經營助理,負責所在科室規章制度細則擬訂、經營分析、設備資材分析及管理、專案改善工作等,為科室主任的決策提供參考和建議。

專科經營助理由行政中心直接派駐各科室,這批幕僚直接隸屬於行政中心,不接受院區院長和管理部的領導。這種組織結構設計有助於落實醫院發展策略,在結構上採取派駐方式,使總部行政中心可以直接管控各科室的日常經營活動。

每個病人都有八位專業人員服務

　　長庚醫院根據工作內容的技術性、可替代性、幫助醫師成長的價值等因素，對各類工作或工序進行分類與組合，精簡出只能由醫師完成的關鍵工作或工序。然後醫院又為醫師配備不同領域、不同技術等級的人員，協助或與醫師組成工作團隊，共同進行醫療服務、教學、科研等工作。

　　分工之細微具體到每一個患者所享受的醫療服務，比如從入院到出院以及出院後，長庚醫院皆實施主治醫師負責制下「八位一體」的醫療照護模式（參圖 2-2），雖然只有一位主治醫師，但背後有一個全方位的支持團隊，除專科護理師、臨床藥師、營養師、個案管理師、一般護理人員等專業醫療人員外，尤其重要的還有負責行政業務的專業人員，包括專科經營助理、行政助理，以及協助從事科研工作的科研助理等。在這種「以主

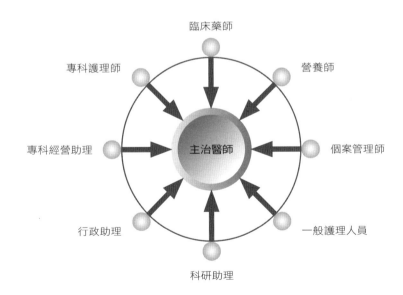

圖 2-2「八位一體」的醫療照護團隊

治醫師為中心」的分工合治模式下，主治醫師作為醫療專業人員專責患者診療工作，其餘工作則由其他專業人員完成。這一模式可讓醫師從繁瑣的、不能充分發揮自身價值的其他工作中解放，將有限的時間、精力投注到最佳體現其勞動價值的醫療、教學和研究工作之中。

主治醫師查房時，專科護理師、臨床藥師等專業技術人員也會一同跟隨，了解患者的病情、用藥、治療狀況，並積極發揮自身專業優勢，對主治醫師予以協助。個案管理師則會全程追蹤患者入院到出院的一切狀況，引導患者辦理相關手續。而患者出院後，個案管理師也會電話隨訪，囑咐患者出院後的注意事項，並了解患者用藥、康復等情況，即時向負責醫師匯報患者動態。經營助理、行政助理則積極協助主治醫師，分擔科內行政、經營管理等事務。

全方位的團隊支持，使得主治醫師從傳統意義的「救火員」，變成了集中精力、掌控核心、謀求發展的「領導者」。

第三節 「醫管分工合治」的啟示和意義

「醫管分工合治」的組織結構已在長庚醫院得到長期推行，並取得良好經營績效，顯示依分工協作原則，能使醫療體系和管理體系各司其職、各建其功，再輔以完善的激勵機制，必定會提升醫院的經營績效。

醫療專業和醫院經營分工合作

所謂「專家治院」，並不是指由醫療專業人員管理醫院，而是指透過

醫療專業人員自律等形式打造醫院聲譽，並藉由醫療專業人員參與管理來打造醫院服務能力。醫療專業人員可以做學術性院長和科室主任，醫院經營管理卻必須依靠職業經理人來擔任。

例如，美國醫院的管理者多數不是醫師出身，95％以上的院長畢業於公共衛生、經濟或管理專業；在英國，院長基本上也是管理、經濟或法學專業畢業並通過培訓的專職管理人員；法國法律規定，國家綜合醫院的院長必須經過衛生管理專業培訓，並取得合格證書。

長庚醫院借鑑海外醫院管理經驗，逐步培育和打造醫院專業管理團隊，把醫院的醫療業務、學術活動與醫院的行政管理、經營管理分開，凡是臨床診療、醫學科研、臨床教學等醫療專業業務，均由醫療專家團隊即各委員會負責管理，而醫院在財務、人事、後勤等方面的行政管理和經營管理，則由專職的經營管理團隊負責運作。這樣，醫院可在一定程度上讓醫療專家有更多時間和精力投入到提高醫療專業水準上，同時又有助於提高醫院的管理效率和經營能力。

幕僚機構把科主任、護士長還給患者

幕僚是一種參謀作業，輔助所屬行政主管負責各項制度的建立、修訂、審核及考核等工作。幕僚對於下級職能單位無工作指揮權，主要功能是「佐官」和「檢吏」。因此，長庚醫院設立有「佐官檢吏」特點的幕僚機構，並由其負責推動醫院的合理化經營與管理。醫院各科室也設有不隸屬所在科室的經營管理助理。這些幕僚直接向上級幕僚管理部門負責，發揮溝通聯繫作用，與由資深醫療專業人員擔任的科室主任一起經營管理科室業務，隨時觀察科室營運情況，協助科室解決問題。若發現問題，經營助理會積極求證，全面研討解決方案。方案實施後，經營助理還會負責跟

蹤分析方案的實施結果。

　　當涉及醫院重要事項時，一般會先由幕僚機構進行研討，最後再送至決策委員會決策。透過幕僚管理，長庚醫院有效減少了高層管理者和醫療專業人員的管理負荷，實現「把時間還給高層管理者，把科主任、護士長還給患者」的經營理念。

醫療專業體系自我管理

　　由於醫院專業性組織的特點，醫師的診斷和治療方法會因患者和病情而有不同，單純靠非醫療專業的幕僚管理人員，很難監督、規範醫療人員的行為和醫療品質，也難以審核醫療資源運用是否得當。因此為保障患者權益，長庚醫院積極推行醫療專業人員的自我管理，成立一系列由醫學領域專家組成的相應功能委員會，負責醫療人員的資格審查、授予院內執行醫療業務的權力範圍、監督及規範工作品質及行為、審核醫療資源的運用是否合理、排解執業範圍認定的衝突等工作。

醫院決策集體作業

　　為避免組織的官僚化，提高溝通效率、降低成本，推動醫院發展，為社會提供更優質高效的醫療服務，長庚醫院設立了最高決策委員會，由醫院專家和行政中心領導組成，負責制定醫院發展策略、策略實施、財務審計和內部控制及重大事件的裁決處理。該委員會位居行政中心各類功能性委員會和院長之上，並對醫院董事會負責。由行政管理部門與各分委員會提出的議案，經決策委員會審議認定後即可形成政策制度，由院長負責下達，並由各職能部門負責具體落實。

參考文獻

1. 顧春景（2006），〈企業組織結構發展概述〉，《沿海企業與科技》，第 7 卷，第 3 集，頁 46-48。

2. 何有振（2007），〈醫院組織結構設計探討〉，《中國衛生經濟》，第 11 期，頁 23-24。

3. Alfred D.Chandler, Jr.（2002），《戰略與結構：美國工商企業成長的若干篇章》，昆明：雲南人民。（原著出版於 1962 年）

4. 王瑞瑜（2002），《提升企業核心競爭力——以台塑網科技公司為例》，台北：台灣大學管理學院。

5. Harris J E.（1977）"The Internal Organization of Hospitals: Some Economic Implication", *Bell Journal of Economics,* 80, pp.467-482.

6. Henry Mintzberg.（2005）《閔茲伯格談管理：探索組織世界的奧秘》。台北：霍克。（原著出版於 1989 年）

7. 吳德朗（2005），《理想的國度：吳德朗醫師回憶錄》（第四版），台北：典藏藝術家庭。

8. 周萍、黃霞燕、楊瑭文（2012）。〈有「解放」才有「綻放」〉，《醫藥經濟報》，A05 版，2012 年 10 月 26 日。

9. Anfuso D Pepsico.（1995）"Shared Power and Wealth with Workers", *Personnel Journal*, 6, pp.42-49.

10. Fremont E. Kast, & James E. Rosenzweig（2000），《組織與管理：系統方法與權變方法》，北京：中國社會科學。（原著出版於 1970 年）

11. 周文成（2010），〈國內外組織結構理論研究綜述〉，《江蘇商論》，第 2 期，頁 126-128。

12. Henry Mintzberg（2005），《閔茲伯格談管理：探索組織世界的奧秘》，台北：霍克。（原著出版於 1989 年）

13. 魏薇薇、聞德亮（2007），〈職業化院長的涵義及實踐進程〉，《中國醫院管理》，第 8 期，頁 37-38。

14. 魏東海、Louis Rubino（2002），《為什麼職業院長做得更好》，《中國醫院》，第 6 卷，第 8 集，頁 59-60。

15. 王瓊、蒲川（2009），〈推動我國醫院院長職業化進程——國外醫院職業化管理模式對我國的啟示〉，《中國衛生事業管理》，第 10 期，頁 676-679。

16. 石應康、程永忠、王蘭蘭、郭肖甯、薛凡（2005），〈醫院組織架構和組織運作改革的幾點體會〉，《中華醫學雜誌》，第 86 卷，第 46 集，頁 3249-3251。

17. Leonard Berry & Kent Seltman（2009）《向世界最好的醫院學管理》，北京：機械工業出版社。（原著出版於 2008 年）

18. Adam Smith。國富論（上卷）。北京：商務書館。（原著出版於 1776 年）

19. 宋亦平（2001），《分工、協作和企業演進——一個一般理論及對知識社會企業規制的分析》，上海：復旦大學。

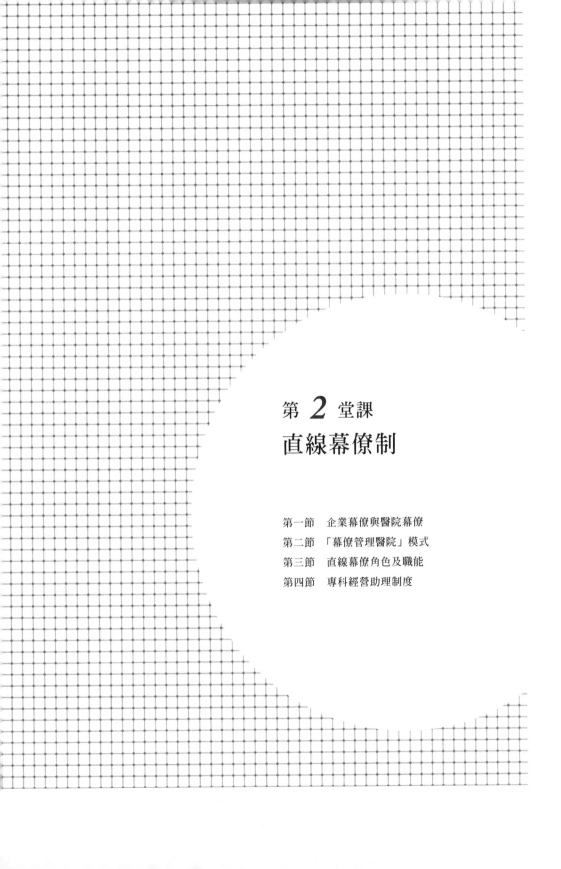

第 2 堂課
直線幕僚制

　　為實現以最小成本獲得最優經營績效的目標，企業需設置專門機構及專職人員長期從事管理制度化、作業標準化以及流程合理化等工作。由於文化背景不同，西方企業把參謀定位於政策制訂與決策支援服務的提供者；而華人企業對幕僚的理解則廣泛許多，他們既把幕僚看做是制度與流程的設計者，希望其發揮參謀職能，為經營者提供相應的決策支持服務，同時也把幕僚視為「最接近問題的專家」，希望其發揮管理功能，統籌企業資源，代為行使管理職權。

　　長庚醫院秉承「追根究柢」和「止於至善」精神，為追求經營管理合理化，採用集權式管理制度，以嚴密控管為特色，造就了較高的服務品質和管理水準，由此看來，管理功能強大的幕僚部門對提升醫院品質和效率發揮了基礎性作用。整個醫院行政和幕僚總人數占醫院總人力約五分之一。這批幕僚受院方委託，行使代理人職責，完成醫院管理目標和使命。

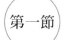 ## 第一節　企業幕僚與醫院幕僚

幕僚角色的演變

　　「幕僚」是指在幕府中輔助決策或處理事務的人。在西方，也有與幕僚職能類似的機構和人員，而且其產生的時間也比較早。作為職能人員，幕僚進入企業管理主要源自大型工業組織提高決策效力的需要。

　　19 世紀後期，隨著企業經營呈現縱向一體化和橫向多元化的發展趨勢，企業的計畫、組織協調和控制功能愈來愈複雜，管理者不僅要關注企業的長期健康成長，還必須關注企業日常的平穩有效運行，解決即時出現

的問題。在這種背景下，由企業創始人統籌一切的決策模式便難以為繼，傳統以軍政領域為主要志業的幕僚開始規模地進入現代工商組織中，幕僚逐漸職業化。

1920 年代，通用汽車公司開始聘雇大批企業參謀。由於這批人側重於政策設計，支持策略性決策，以顧問為主要身分，故又被稱為「政策型幕僚」。1960 年代，台塑企業也在企業中建立幕僚組織。但與通用汽車公司不同的是，台塑企業的幕僚被稱為「專業管理幕僚」，除了承擔政策設計及決策支持功能之外，工作內容側重於統籌資源、分析改善、審核稽核等業務管理活動，以職業經理人為主要身分。

王永慶意識到傳統純金字塔型管理結構存在巨大的弊端，必須引入「專業幕僚管理機構」這個新單位，協調組織的日常工作，而其功能就在於運用分析技能提高組織工作效率。

與重視產品多樣性、極為關注顧客最終需求的美國通用汽車公司相比，以台塑企業為代表的重化工業更加追求大規模生產和低成本成長。企業快速成長帶來龐大管理壓力，台塑企業採取建立作業標準，然後再一點一滴地追求管理合理化，並建立一整套嚴密的管理制度，來消除管理異常，同時改進管理效率。

今天回過頭來看，這套制度的設計、推動執行及審核稽核，便是幕僚團隊的功勞。王永慶強調說：「絕大多數公司都有其制度，但最重要的是制度設定時有無經過深入檢討，實施後有無再行研議、是否有窒礙難行之處，並即予改善修訂。只有專精之幕僚人員負責推動，始能獲致良好效果，否則將事半功倍，甚至徒勞無功。」

從台塑企業的專業管理幕僚談起

作為一個顧問，幕僚以輔助決策為上限；若是作為一個經理人，則是以細節改善為下限，其中的發揮空間已使專業管理幕僚成為當代華人企業幕僚角色的主流形態。台塑企業是最早確立專業管理幕僚角色及其職能的集團企業，而這正是台塑運轉順利甚至不斷壯大的關鍵。

幕僚人員是台塑企業的一支職業經理人隊伍，除了專責全企業管理制度及流程建設等重要任務，也為規範公司治理結構、理順組織關係、深化內部控制，以及分析、改善異常的管理機制等立下汗馬功勞。

歸結專業管理幕僚的基礎性作用，即將管理重心下移，強力推行責任經營制，讓個人的目標與企業目標緊密相連。這一措施拓寬了專業管理幕僚的活動空間，增加了權威性，使其能在必要時提供必要的服務。

為進一步發揮管理功能，並長期保持工作積極性，台塑企業加大了對幕僚人員的績效評核。以管理改善為例，台塑企業依其「服務件數及其時效、品質和數量」論功行賞。

同時，專業管理幕僚對於直線生產體系沒有直接指揮權，但擁有絕對的建議權和稽核權。因此，幕僚的工作不是被動的，而是積極發掘問題，針對各項異常研擬改善方案，定期追蹤執行情況，確保各項改善方案得到切實執行並取得效益。

對全體幕僚人員的管理改善功績，王永慶曾經如此評價：「台塑企業95％的利潤都是內部管理合理化的結果。若非各級幕僚人員點點滴滴追求各種事務的管理合理化，那麼台塑企業的十個事業部中，就會有九個出現虧損。」

管理大師彼得・杜拉克（Peter Drucker）認為，企業中的幕僚人員應該愈少愈好，但王永慶不僅雇請大量幕僚人員參與或主導企業管理，甚至

還用他絕佳的管理智慧，將幕僚機構的功能發揮得淋漓盡致。今日台塑企業這支幕僚團隊已成為「台塑管理三寶」[1] 的設計者、推手及執行情況的稽查者。

　　日本管理學家大前研一在《企業參謀》中指出，不少企業都設立了總經理室，但大多從屬於業務部門，或從事協調業務部門之間關係的日常工作。大前認為，理想的模式應該是：把高層管理者下面的人員分成兩部分，一部分從事參謀工作，專門服務於高層管理者，制訂各項管理制度；另一部分從事支持工作，具體負責各項管理制度的推動執行及事前事後的審查稽核。這種「理想模式」描述的正是「台塑式」的幕僚管理模式。這種模式因為在台灣最早發生、最為成熟且最具代表性，後來引入長庚醫院，故可作為理解長庚醫院專業管理幕僚體系的關鍵。

第二節　「幕僚管理醫院」模式

引入專業幕僚做精細化管理

　　醫院一向由醫療專業人員承擔和執行主要管理功能。由於醫師作為病患代理人，往往會不計代價治療患者，但在醫療資源有限的情況下，這種做法必然影響到醫院長期發展，最終影響到治療人數與品質。因此，隨著醫療產業內、外環境的大幅變遷，如何在合理成本下發揮有限資源的最大

1　1980 年代，台塑企業開始實施目標管理和績效考核制度，提出企業管理制度的「三寶」：一是徹底制度化，王永慶認為寧可靠制度管人，絕不靠人管人，人管人會氣死人；二是徹底執行 KPI 績效考核制度，員工需要用成績換考績，用考績換薪水，用薪水換新職位；三是要持續地推動作業改變。

功效，給病患提供最有效率和最高品質的醫療服務愈發重要。合理的做法是引入專業管理幕僚，將醫院精細化管理。

本書將由幕僚承擔醫院管理職能的做法稱為「幕僚管理醫院」模式。在實務運作中，長庚醫院對「幕僚管理醫院」的模式進行了深化和創新。按照「醫管分工合治」原則，在各個管理層級設置相應的幕僚機構，並賦予「醫管」雙方不同的權力和責任（參圖3-1）。具體做法是，在整個醫院層面設立總部幕僚單位，根據不同職能劃分不同管理部門，由一批專精幕僚分別承擔並執行不同的管理機能；在各院區層面也設立相應的專業管理幕僚部門，隸屬於總部幕僚單位；在各科室層面則由總部幕僚單位派駐幕僚人員，與科室主任合作，專責科室經營管理等事務。

集體作業，發揮關鍵效用

幕僚大多採用集體作業方式。根據事件發生單位報告作業情形，由行政主管、幕僚單位及相關單位共同作業，幕僚起稿，再經數次修改討論，形成提案報行政中心。由行政中心與專業功能委員會提出的議案，經決策委員會進一步審議認定形成政策後，再由院長負責向各相關部門下達，由各負責部門具體落實。

當基層職員提出議案時，先由幕僚審查研討，由院區院長裁決。如建議內容涉及跨院區重要事項時，院長需轉遞至行政中心研討，最後送至決策委員會。

透過幕僚審查，可提高主管核決的效率，並保障制度可執行。但推行初期曾遭遇到不少阻力，關鍵就在於制訂目標與執行目標並非同一個部門，由幕僚部門提出、推動並監督制訂目標，而由醫療專業部門或其他業務部門負責執行。幕僚人員大多是知識豐富且精明能幹的管理人才，職階

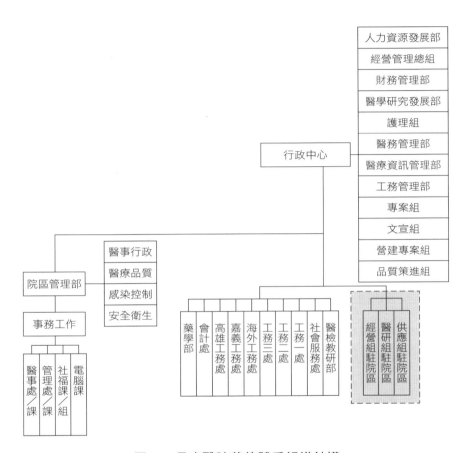

圖 3-1 長庚醫院幕僚體系組織結構

通常是專員或高級專員。如同台塑企業實行幕僚管理早期，幕僚給產銷部門的印象總是「找缺點、找麻煩」。同樣在醫院，許多科主任一開始並不願意接受專員們的「來訪」，加上許多專員年紀較輕，而科室主任大多年紀較長，而且是醫學專家，要讓學管理的年輕人為醫學老專家設定目標、糾正錯誤並監督執行，對於雙方的情緒波動和心態調整都是一大挑戰。

對此，長庚醫院行政中心以各種形式要求年輕幕僚們就事論事，對醫

療專業人員既要有禮貌，又要堅持原則。教育只是輔助性手段，關鍵在於要用制度來激勵和約束。後來各臨床專科發現，幕僚「上門服務」對自己有好處，不僅使得成本逐漸降低，同時提高了績效，增加了獎金，於是逐漸認同。如今，各臨床專科遇到問題，首先便想到向幕僚人員求助，既省時方便又高效快捷，何樂而不為！

第三節 直線幕僚角色及職能

　　長庚醫院總部設有行政中心，作為整個醫院的總幕僚機構。行政中心主要擔負管控責任，成員均由高級管理職員擔任，分為「專業管理幕僚」與「共同事務幕僚」。

　　這些幕僚除從事管理推動及專案改善工作外，還負責醫療制度的擬訂、資訊化規劃及推動、業務稽核、原物料採購、資金調度、工程營建、法律事務及公共關係等工作，集中處理各項共同事務，協助各院區、科室提升營運績效。

專業管理幕僚讓醫院平穩營運

　　首先是「專業管理幕僚」。這批人主要集中於人力資源發展部、經營管理總組、醫務管理部、財務管理部、醫療資訊管理部、駐院區經營組等十多個專業職能部門，編制人數 400 餘人（含駐院區各機能組等），不僅專責全醫院管理制度設計、制訂、推行、審核和稽核等工作，還經常深入基層擔負重大專案的分析、改善等工作，目的在於全面優化各項管理制

度、流程、操作規範和辦事細則並電腦化，確保醫院能在制度化的軌道上平穩運行。（參表 3-1）

　　以「洗腎成本改善」為例，台灣人腎病發病率較高，一般採取腎透析

表 3-1 長庚醫院行政中心各部門職能

職能部門	職能
人力資源 發展部	1. 編制、設（修）定、審核即用人效益檢核； 2. 招募、任用、薪資核敘相關制度設（修）定及案件及案件審核； 3. 人事、考勤管理相關制度設（修）定、案件審核及加班、租借休、特休運用查核； 4. 職務分類、職務培養路線、教育訓練相關制度設（修）定及全院共通性訓練課程規劃； 5. 在職進修制度設（修）定及國內、外進修審核及管理； 6. 晉升及調任辦法設（修）定、相關人事異動案復核； 7. 考核、調薪、退休、撫恤作業制度設（修）定及案件審核、處理； 8. 主治醫師任免、職務行使、職位晉升相關制度設（修）定及醫師費核發管理； 9. 住院醫師招募、任免、職務晉升、訓練考核相關作業辦理； 10. 工讀生、實習生、研究助理管理制度設（修）定及運作情形管理與查核； 11. 醫教、醫師資格審查、福利、員工諮商、人事評議、退休準備等委員會業務運作； 12. 證書、專業證書、印信等管理。
護理組	1. 護理相關作業制度設（修）定、檢核； 2. 護理人員績效獎勵作業與制度維護； 3. 護理人力編制與增補審核； 4. 護理類人員晉升作業規劃及制度管理； 5. 護理類人員教育訓練作業規劃及管理； 6. 護理業務資訊化的推動； 7. 護理類作業標準暨衛生教育資料設（修）定審理； 8. 隸屬護理部管轄的醫技部門人員晉升作業、教育訓練與人力調度規劃及制度管理； 9. 護理委員會組織規程設（修）定。
品質策進 管理組	1. 國際醫院評鑑標準內化作業之規劃推動； 2. 院區國際醫院評鑑認證專案推動； 3. 國際評鑑知識管理作業。

（接下頁）

職能部門	職能
財務 管理部	1. 藥品、材料、布品的存量管制、採購、供應等管理制度設（修）定檢核及專案改善； 2. 材料帳務、固定資產、預算費用管制等制度設（修）定與審核； 3. 相關電腦作業程式設計與維護； 4. 財務類制度設（修）定及相關電腦作業規劃暨維護； 5. 總務福利類管理制度設（修）定、檢核、整理、整頓活動的推行； 6. 醫務材料對抗品（替代品）開發審核。
醫學研究 發展部	1. 醫學研究發展、人體試驗及動物實驗（含實驗室）相關制度修訂； 2. 醫學研究發展委員會、研究計畫審核評估委員會各項幕僚作業及決議事項執行推動 3. 辦理長庚研究計畫審核行政業務並定期匯總提報； 4. 人體試驗倫理委員會各項幕僚作業及決議事項推動執行； 5. 辦理人體實驗研究計畫審核行政業務並定期匯總提報； 6. 動物實驗小組各項幕僚作業及決議事項的執行推動； 7. 辦理動物實驗研究計畫審核行政業務並定期匯總提報； 8. 研究成果管理，舉辦長庚體系內研究成果發展暨評估會； 9. 匯辦外部機構的研究計畫、產學合作等申請、執行管制、結報作業； 10. 院區實驗室動物實驗室規劃及管理等相關業務。
醫務 管理部	1. 醫療收費定價代號編審； 2. 民眾健康保險事務相關制度因應及推動執行； 3. 醫療事務、感染管制暨服務品質管理制度設（修）定、指標監控作業檢核； 4. 醫療爭議作業管理制度設（修）定、檢核及改善檢討； 5. 病歷電子化業務規劃暨推動； 6. 病歷暨計價表單、同意書、醫療衛教單的審核； 7. 醫院評鑑管理制度建立、推動、維護及督導協助； 8. 醫事、藥劑、社服、資管處等部門組織編制、工作規範與績效獎勵等業務審查及督導； 9. 醫師費（PF）管理制度設（修）定及檢核； 10. 醫務相關委員會組織規程設（修）定及檢核。
醫療資訊 管理部	1. 電腦類規章制度設（修）定及檢核； 2. 體系內相關臨床醫療、醫事行政、財務與績效管理、行政與經營管理等四大類電腦資訊化的規劃、開發、運用、推動、教育訓練、維護與資訊檢核； 3. 醫療影像系統、電子病歷系統及資料倉儲管理與維護； 4. 應用系統資料庫的運用與規劃、建檔、異動管理； 5. 電腦設備規格標準化設（修）定及擴充配置合理性審核； 6. 創新改善因應新科技及（醫療）資訊標準發展趨勢，相關新科技引進評估、預期效益與應用整合； 7. 專案改善作業流程自動化、辦公室自動化、無紙化等； 8. 電腦資訊安全、許可權管理與稽核； 9. 電腦災難危機處理管理。

（接下頁）

職能部門	職能
工務 管理部	1. 工務、工程類管理規劃、工作規範、教育訓練、管理指標、績效獎勵等管理制度設（修）定及執行檢核； 2. 電氣、管路、空調、消防、營建工程設計及施工基準設（修）定； 3. 電力、空調、水處理、蒸汽、汙水處理等標準成本建立、分析及管理； 4. 新建、擴建、整建等工程規劃、成本分析、環境評估、進度管制及異常協調處理； 5. 工務類項目改善及醫院設施基準建立、審核； 6. 保養績效獎金制度設（修）定； 7. 安全衛生法令收集制度設立、作業推動、訓練規劃及執行檢核改善跟催督導等； 8. 設備養護作業制度設（修）定及執行檢核、成效分析； 9. 設備節能作業評估及推動； 10. 醫療儀器設備引進、研發。
營建 專案組	營建專案規劃及設計。
經營管理 總組	1. 各專科人員工作規範、辦事細則及管理制度規章協助建立； 2. 醫務專科績效管理制度設（修）定審核及各項經營績效相關作業執行檢核； 3. 各項經營績效資料建立及分析； 4. 醫務專科分類管理制度設（修）定推動及執行檢核； 5. 醫務專科項目改善檢討及投資案件效益審核； 6. 醫務專科非常備藥材及設備請購需要性、投資效益審核； 7. 醫務專科經營績效制度研擬及推動； 8. 醫療收費項目成本計算基準的設定及收費專案成本分析、檢討； 9. 分科損益管理電腦作業制度的設（修）定、目標管理達成追蹤及異常原因檢討； 10. 醫務專科人員增編補及簽核案件審核。
文宣組	1. 協助院區建構視覺、活動及環境識別，以提升本院形象力，並配合各類活動規劃行銷策略提供媒體報導； 2. 蒐集醫療政策及醫療相關媒體報導資訊，提供高層決策參考； 3. 與媒體及外界溝通、公開事務； 4. 新聞稿與醫療報導等相關文章的核稿； 5. 長庚醫訊雜誌的編輯、發行及編委會業務運作與期刊； 6. 發行電子化的推動。
專案組	1. 分析、評估經濟、地理等投資環境與醫療市場效益及發展，作為決策的參考； 2. 與相關主管機關協商設置醫院的合作條件、爭取優惠措施，並配合相關法律（令）執行醫療機構設置及申辦作業； 3. 配合相關醫療建築法規，執行醫院建設規劃及設計，掌握工程及開院進度與成本管控； 4. 了解當地醫院經營模式及衛生政策，研擬本院營運及發展策略；

（接下頁）

職能部門	職能
專案組	5. 建構醫院各類設備、藥（衛）材規範及引進模式，並落實執行； 6. 協調、統籌各部門空間及細部設計、儀器設備規劃與購置進度； 7. 探查人才市場，建立、執行人力招募相關事宜與教育訓練； 8. 了解國家及當地相關勞動、稅務、醫療法規（令）與執行，共同修定、審核本院規章制度、辦事細則與資訊作業； 9. 分析兩岸醫療收費及消費水準的差異性，評估遠方成本，制訂本院收費標準； 10. 了解中國當地捐贈相關法規與基金會籌設等公益作業規劃、執行； 11. 洛陽華陽廣場國際大飯店經營、管理分析； 12. 中國專業人士來台參訪計畫與經驗交流。

治療方法。過去因設備、管理及服務跟不上等原因，腎透析價格高達每人次6千3百元，而且一個患者一週只能洗腎2次。有鑑於此，長庚醫院便組織幕僚團隊深入調查研究，發現透析效率十分低下，每天只能安排一個批次的患者就診。

　　針對透析費用高、服務提供量有限等問題，幕僚們提出了改善方案：

　　一、改進技術和操作人員的激勵機制，按透析次數和品質計算並發放績效獎金；

　　二、把幾十個透析室的排程工作全交由電腦完成，這樣原本一天只能安排一個批次大幅增加為三個批次，增加了效率，同時也節省了人力；

　　三、加強儀器和藥品採購等管理環節。

　　如此多方修正，終於把洗腎價格控制在4千2百元以下，增加了患者洗腎的次數，挽救了許多性命，醫院收入也沒有因此下降，反而相應提高了。

共同事務幕僚發揮規模經濟

接著是「共同事務幕僚」，根據專業管理幕僚部門設定的規章制度、流程、表單執行相關作業，並就作業異常或規章制度、流程、表單部分存在的疏漏提出改善建議。人數超過專業管理幕僚，主要由會計處、供應處和工務處等行政後勤支持部門構成。職責是集中處理整個醫院的資訊化規劃及推動、原材料採購、資金調度、工程營建、法律事務及公共關係等共同性事務，目的在於統籌醫院資源、發揮整體力量、追求綜合效果。

大量使用專業管理幕僚的同時，也配合使用共同事務幕僚，是一個巧妙的管理設計，整個醫院可在多個重複性業務領域實現規模經濟，減少用人成本，並提升各項事務處理的品質和效率。這種模式來自台塑企業1966 年成立的總管理處和 1968 年設立總經理室所形成的模式，與現在西方流行的「共用服務中心」的管理內涵及思想完全一致，但西方企業遲至1993 年才提出共用服務理論，台塑企業和長庚醫院則早已實踐多年。

從分工和專業化的角度看，「專業管理幕僚」和「共同事務幕僚」的職能已經劃分得非常明確：前者主要提供專業管理服務，如制度和流程設計、檢討、改善，以及管理制度執行前後的審核；後者則根據前者設計擬訂的制度、流程和表單執行，並完成醫院的各項共通性管理事務和作業。

院區幕僚職能分工明確

在各院區，院長是最高主管，裁示院區行政管理事項。但過多的行政事務會影響院長的醫療專業發展，因此有必要設立專門幕僚機構，由專人預先對各項行政事務進行制度性審查及專業性評估。按照「醫管分工合治」原則，長庚醫院在各院區均設有管理部，院長是院區醫療主管，管理部組長是院區行政大主管，具有院長級核決權限，由行政中心派駐，接受

行政中心考核。

管理部在院區和行政中心之間起著「承上啟下」的橋梁作用，基本職能分為三大類：一是督導醫療、行政部門開展工作，如安全衛生、品質管理、感染控制、成本績效、資產、空間、醫事、院長信箱等；二是人事作業，如晉升、教育訓練、人評會、滿意度等；三是代表醫院層面參與對外事務處理如醫院評鑑、對外交流、處理病患抱怨等。院區管理部組織結構參圖 3-1，具體各部門職能參表 3-2。

院區各部門[2]的相關事項公文提報後由管理部實施幕僚審查，接著呈報院長級主管（管理部組長和院長）。院區可以核決的由院區主管直接核決，院區無權核決的事項，經院區主管核簽後，提報行政中心。行政中心的機能組經過幕僚審查後，呈送核決主管。

管理部人員依功能分為院區幕僚人員和事務人員兩部分。院區幕僚人員集中在如醫事行政組、感染管制組、安全衛生組和品質管理組等部門；院區事務人員是負責掛號、收費等事務的一線部門人員，如醫事處、管理處人員等。兩者之間的關係是相互制衡，幕僚人員負責管控各項事務作業，制訂院區各項規章制度，事務人員則負責具體事務操作執行。

以掛號作業為例，管理部的醫事行政組排定醫師門診表和設定醫師的看診量，確定醫院可提供的門診服務量。這些資訊確定後，醫事處才能進行掛號作業，並且管控掛號數，不可任意增減。醫師排班資訊由管理部統一管控，可以做到及時準確，即使出現停診、轉診情況也有因應措施。醫事處因為無需收集、整理醫師的時間、排班、診數等資訊，就能專注在第一線服務。管理部負責管控掛號作業，醫事處負責掛號的實務作業。管控者不接觸實務，實務者沒有管控權，兩者既相互配合又相互制衡，有效避免因監管與實務部門界限不明的弊端。

表 3-2 院區管理部各組成部門及職能

類別	部門	職能
幕僚部門	醫事行政組	1. 醫療作業分析：包括門診、住診、床位、診次等資料分析；依空間利用率進行科別診次的調整；住院床位數、病區劃分、檢查排程的管控和調整； 2. 空間規劃：包括門診、住診的整建計畫，立體車庫、捷運站、質子醫療中心等工程規劃和協調等； 3. 人力資源：包括行政、醫技類人員的教育訓練和主管評核、醫師晉升：主治醫師大會、院委會等； 4. 行政事務：包括院長信箱、抱怨熱線、節能節水、5S 等； 5. 醫院評鑑：即地區醫學中心評鑑的因應作業； 6. 對外溝通：與行政部門、行業協會、同儕等各類社會資源建立聯繫、加強人脈溝通； 7. 專案改善。
	安全衛生組	負責消防安全和勞工安全衛生的相關作業
	感染控制組	負責全院的感染管控、疫情通報、教育訓練等方面的作業。具體工作包括疫情通報、醫療照護感染管制、傳染病通報、臨床照護指引、割紮傷處理、抗生素管制和感控類的教育訓練。
	品質管理組	負責全院品質指標、病患安全、部門性指標監控、醫療爭議等作業內容。
事務部門	醫事處	主要分為醫事服務、病歷管理。醫事服務包括門／急診掛號、批價、檢查排程、手術批價、住院床位安排、收費、病房醫事、帳項催繳、保險業務，病歷管理機能包括病歷品質管制、病歷存儲管理、病歷查閱服務等。
	管理處	包括環管、庶務、警衛、車輛、考勤、出納、員工福利、食堂、證照、總機、外包作業管理等作業機能。
	社服課	臨床個案服務、保護個案服務、出院準備服務、器官捐贈服務、遺體捐贈服務、安寧療護服務、病友團體服務、社區預防保健、志工服務專區、員工關懷服務等。
	電腦課	系統操作、設備安裝及維護、網路系統、應用程式上線與部署。

2　駐院區經管組、駐院區供應處、駐院區醫研部隸屬於總部行政中心，不隸屬各院區。

第四節 專科經營助理制度

　　為了實現合理化經營，長庚醫院在建院一開始就設立績效組，專門負責管控各院區的經營績效，後來為擴大工作內容，又增加了專案改善等工作，成為今日的經營管理組（包括經營管理總組和駐院區經營組）。（參圖 3-2）

　　其中，行政中心經營管理總組負責整合各駐院區經營管理組的資料、全院經營指標監控及經營績效分析、全院性經營管理作業的建章立制、全院性專案檢討改善及各院區作業稽核等五類共計 37 項工作。（參表 3-3）

　　長庚醫院實施分科經營，「科最大，大科小院長」，科是經營主體，醫院則起到管理、協調作用。從經營管理層面看，各醫務專科被定位為利潤中心，科主任主要擔負經營管理專科的重責大任。從實踐的角度觀察，如果單純依靠科主任去管理，因為是專業技術專家，不是經營管理專家，較難發揮利潤中心的管理機能，也難以執行各項政策。

專科經營助理的職責

　　為了充分發揮專業分工，讓醫師在主導科室發展的同時，也能夠集中精神提高醫療技術和醫學研究，同時也為加強專科經營事項管控，減少管理層次，長庚醫院直接由行政中心派駐經營人員負責各院區的各專科管理，這些人員被稱為「專科經營助理」，其所在部門稱之為「駐院區經營管理組」。該部門不接受院區院長和管理部領導，直接對行政中心負責，

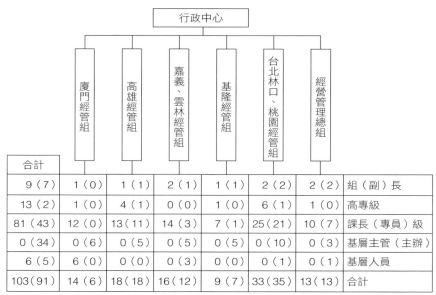

合計	廈門經管組	高雄經管組	嘉義、雲林經管組	基隆經管組	台北林口、桃園經管組	經營管理總組	
9（7）	1（0）	1（1）	2（1）	1（1）	2（2）	2（2）	組（副）長
13（2）	1（0）	4（1）	0（0）	1（0）	6（1）	1（0）	高專級
81（43）	12（0）	13（11）	14（3）	7（1）	25（21）	10（7）	課長（專員）級
0（34）	0（6）	0（5）	0（5）	0（5）	0（10）	0（3）	基層主管（主辦）
6（5）	6（0）	0（0）	0（3）	0（0）	0（1）	0（1）	基層人員
103（91）	14（6）	18（18）	16（12）	9（7）	33（35）	13（13）	合計

註：括弧內數字為現有人數，括弧外數字為編制人數

圖 3-2 經管組組織結構及人力編制圖

接受行政中心的考核，但薪酬收入不和專科經營收入掛勾（詳見〈第6堂課：績效評核與獎勵制度〉）。這種專科經營助理制度，便是長庚醫院最典型的經營管理特色之一。

專科經營助理的職責是透過建立各醫務專科的經營管理報表，掌握各項經營收入和費用支出資料，分析醫療服務專案經營的損益狀況，探討改善措施、迴圈比較，逐步改進專科的經營狀況，直至止於至善。

每個專科經營助理負責一個或多個科室，其作業分工以專科為單位，而非以業務流程劃分。因此，除了需要對專科的人、材、物等資訊詳熟於心，還要充分熟悉醫療專科技術和管理特性；例如影像診療科側重設備管理，骨科、牙科側重特殊材料管理，手術室側重排程管理等。專科經營助

表 3-3 行政中心經營管理總組作業機能

作業類別	作業機能
經營分析	1. 各醫務專科經營指標監控及經營績效分析比較 2. 各項經營報表製作 3. 經營管理會報相關資料收集、跟催、比較與製表 4. 各醫學中心相關資料收集、比較與製表 5. 設備請購需要性與投資效益成本分析及成效追蹤 6. 醫務專科經營簡報
管理制度	1. 分科損益電腦作業制度維護及案件審查 2. 分類管理制度維護及案件審查 3. 醫務專科績效獎金制度維護及案件審查 4. 論病例酬醫師績效獎金制度及審查 5. 醫師費相關作業案件會簽及審查 6. 醫務專科材料試用申請審查 7. 醫務專科醫療成本分析及審查 8. 醫務專科經營績效相關電腦作業案件審查 9. 醫務專科策略聯盟相關作業案查 10. 醫務專科人員增編審查
作業檢核	1. 分類管理基準合理性檢核 2. 績效獎金執行情行及正確性檢核 3. 設備投資效益預估與實際執行情形檢核 4. BOT（Build Operate Transfer）作業執行情形檢核
專案改善	1. 林口分院擴建規劃相關事宜 2. 自費健檢專案推廣 3. 臨床病理科不計價材料獎金檢討 4. 院區間自費專案推廣執行成效 5. 協助各科制定管理目標 6. 全院營養治療師人員配置合理性檢討 7. 各院區檢查排程及縮短等候時間檢討 8. 手術及麻醉相關作業改善
其他	1. 部門網頁規劃及維護 2. 健保支付制度因應及規劃 3. 各院區醫務專科組每月例行工作檢討 4. 教育訓練 5. 其他交辦事項

理與專科醫療主管之間屬於合作關係，在醫院目標和專科經營方向下，專科經營助理協助、分擔醫療主管的行政工作，確保日常營運順利，遵循醫院經管目標，不斷提升和改進績效。

專科經營助理的功能

　　專科經營助理的功能分為四方面：一是在「機構目標」與「科目標」下，協助醫療主管規劃推動各項醫療發展計畫；二是為醫療主管分擔行政工作，使醫療主管能全力投入醫療工作；三是協助行政中心及相關主管掌握現場動態；四是作為院方與醫務專科之間溝通的橋梁。

　　此外，專科經營助理還負責科室經營分析、績效管理、人事管理、設備管理、空間規劃、電腦化推動等例行性非醫療工作，供醫療主管決策參考。還負責監測病患就醫過程中的各項流程，針對突發問題進行檢討改善，以及完成醫療主管交辦事件，如科主任提出新的醫療專案規劃等。（參表 3-4）

　　雖然醫療主管與經營助理分屬不同體系、肩負不同職責，但都是以提高科室經營績效為目標，因此助理必須盡可能「事先」與相關人員充分溝通與協調，並彙報進度。

　　下面以專科經營損益分析、人員編補分析、專案改善作業為例，介紹專科經營助理的日常工作模式：

■ 分析經營損益

　　每月觀察分科損益表，進行經營損益分析（參圖 3-3），及時掌握科室的各項經營收入和費用支出資料，從中分析各醫療專案損益狀況，向科主任報告成本及收入增減的原因，並針對異常狀況研擬改善措施，提報主管核准。此外還要做跨院比較，增強競爭力。透過採取明確目標、合理量化、資訊收集、準確量度、比較分析、目標修訂等措施，使各專科經營績效能在促進醫院整體目標訴求的同時，也能不斷提升和改進。

表 3-4 長庚醫院專科經營助理職能

職能類別	職能內容
經營分析	各科經營損益分析比較
	各項服務指標分析提報
	成本分析改善等
	事件協助處理、醫院評鑑及質控作業、相關委員會推動執行等
績效管理	醫師費作業
	各科績效獎金制度設（修）定、計算審核等
醫務作業	醫療資訊資訊化推動
	收費標準申請評估
人事管理	各科組織編制及培養路線的研擬
	各科人員增編補、審核、招募事宜
	各科人員調薪考核、考勤及異常處理等
設備評估	儀器設備需要性及投資效益分析
	請購進度跟催及請購異常處理
	設備使用異常檢討處理及因應對策研擬
資材管理	材料存量基準申請評估
	新增醫療物品試用申請評估
	資材盤點異常處理等
空間規劃	空間整建規劃評估及運用檢討
	工程委託及進度跟催等
安全衛生	各科作業區內環境安全衛生
	5S 督導及協助相關異常
專案作業	各專科與院長座談會
	專科經營檢討會等專案報告
其他交辦事項	各主管及行政中心交辦事項
	院外合約及策略聯盟業務
	醫院政策宣導執行
	協助參觀活動安排
	院長信箱協助處理
	醫療糾紛協助提報處理
	科函文協助擬辦
	科異常事件協助處理
	醫院評鑑及質控作業
	相關委員會推動執行等

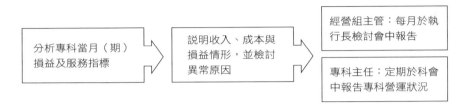

圖 3-3 專科經營損益分析作業

■ 分析用人需求

專科因業務發展，現有人力無法負荷時，專科經營助理需針對人力運用情形、業務成長狀況等，分析計算合適的人員編制，及時增補人力（參圖 3-4）。

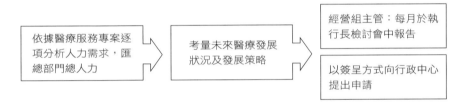

圖 3-4 人員增編補分析作業

■ 專案改善作業

若發生空間、流程、運作模式或冗員、滯料等問題時，專科經營助理需展開流程評估和人力配備，檢討改善原有運行流程。或者依據專科發展趨勢，當醫療主管提出未來醫療發展規劃時，專科經營助理應及時展開條件評估、項目發展模式分析，提出具體執行方式與效益預估，並在實施後回溯評估執行效果。

表 3-5 整理了長庚醫院專科經營助理實施專案改善制度的三個案例。

在是否引進「人工肝臟透析」項目中，先由相關科室提出需求計畫，再經
由專科經營助理進行論證，提出增加新項目後將可獲得的預期效益及執行
方案。該案件雖是普通的請購與採購作業案，是在已有的管理流程中執
行，對預期效益的估算卻是基於標準成本和相關作業標準來完成的，如此
可確保執行方案的可行性。在「醫師費計算及歸屬」的改善專案中，過去
的醫師費核算工作費時費力，作業效率低下，但經過專科經營助理簡化
後，每月可節省統計工時約 8 小時，其他許多方面的作業效率也相應提
升。這個案件看似微不足道，但正是長庚醫院的普遍做法。如果把這 5
年、10 年期間的改善方案加總起來，這些管理成效並不亞於再造一個新
的管理系統。

表 3-5 長庚醫院的專案改善案例

改善項目	預期效益	具體執行方案	實際執行成效	實際完成時間	負責單位
人工肝臟透析（洗肝的臨床應用）	增加服務項目	引進新醫療技術及材料	2004 年由林口院區開始正式引進洗肝治療。2004-2005 年林口已服務 25 人次，2004-2005 年高雄服務 6 人次	2004.09	經管組
醫師費計算及歸屬	簡化作業	每月月底由計算機匯總轉歸醫師費系統	自 2004 年 11 月起改由檢查報告系統直接轉歸檢查醫師，以此作業方式每月節省統計工時 8 小時	2004.11	經管組
病理組織委託單信息化	簡化人工操作	計算機直接抓取數據打印病理組織委託單	設計專門介面，由檢查醫師在報告系統中直接輸入病理組織相關資訊，開立病理組織委託單，從而簡化作業並可減少異常	2005.05	經管組

資料來源：程文俊（2010），《台灣長庚醫院的績效管理》。

參考文獻

1. Alfred Pritchard Sloan, Jr.（2005），《我在通用汽車的歲月》，北京：華夏。

2. 黃德海、杜長征（2011），〈企業決策與幕僚角色〉，《中歐商業評論》，第 1 期，頁 63-69。

3. 吳行建（2000），〈中央集權的極致·台塑企業總管理處〉，《管理雜誌》，第 11 期，頁 35-38。

4. 丁臼（1987），〈台灣長庚紀念醫院採用企業經營方式效果卓著〉，《中國醫院管理》，第 8 期，頁 52-53。

5. 王瑞瑜（2002），《提升企業核心競爭力——以台塑網科技公司為例》，台北：台灣大學管理學院，頁 15。

6. 崔雪松（2011），《百年奮鬥——經營之神王永慶》，長春：吉林大學。

7. 大前研一（2007），《企業參謀》，北京：中信。

8. Bryan Bergeron（2004），《共用服務精要》，北京：中國人民大學。

9. 黃德海（2009），〈王永慶如何企業化管理醫院〉，《中外管理》，第 9 期，頁 80-82。

10. 陳貽善（2004），〈醫院管理與績效評估：台北長庚醫院的成功管理模式（一）〉，《國際醫藥衛生導報》，第 6 期，頁 9-10。

第 3 堂課
責任經營制

第一節 台塑企業的責任經營制

事業部制是美國通用汽車公司總裁斯隆（Alfred Sloan）於 1924 年提出，並在通用汽車公司最早採用的一種生產組織形式。這是一種責任體制，擁有一定的經營自主權並設有相應的職能部門。它是在企業總部控制下的利潤中心，同時又是產品責任單位或市場責任單位，有自己的產品和獨立的市場。事業部主管在產銷上具有決策權，並可在一些共同事務，如財務、採購、營建、法律等方面得到總部的有力支援能夠迅速適應環境，真正切中市場需要。更重要的是，績效考核更加科學合理，可以為企業永續經營培養出更多更好的優秀管理人才。

從台塑的事業部制談起

幾百個種類、幾千種產品若都由一個公司或集團進行生產和銷售，勢必造成產銷嚴重脫節，危及集團的產業結構和產品結構，進而造成公司人浮於事，成本居高不下，喪失競爭力。隨著台塑企業擴大規模，領導中心權力愈來愈集中，產生管理僵化情形，因此管理不夠周全，甚至產生不當管理。

為了避免因企業規模龐大而走向衰退，王永慶在出現問題時，便立即改善經營管理制度，按產品類別劃分為多個事業部，讓各事業部自負盈虧。總公司只負責制訂經營目標，訂立各項績效獎勵辦法，促使各事業部達成經營目標。

　　事業部制也是一種生產和市場雙導向的管理體制，因此生產經營自主權必須相應下放。各事業部又被視為利潤中心，利潤中心下又設立數個成本中心，以便推行管理合理化。各利潤中心獨立核算，自主經營，經濟往來雖屬內部結算或交易範疇，仍遵循等價交換原則。

　　但實行事業部制後，權力發生分散，各事業部產生本位主義，增加總部的控制難度，影響各部門的協調，又破壞了企業的整體性，這是因為事業部規模介於總公司與生產工廠之間，相當於一間分公司。基於管理的方便，企業會不斷設立更多職能、更多管理部門，但很可能因此把集團內的「大而全」變成了事業部內的「小而全」，成本大幅增加效率依舊不彰。

　　在此情況下，王永慶果斷成立了總管理處，將某些重複機構集中於總管理處，由總管理處統籌各公司及事業部的共同性事務。如此一來，不但能更加符合產銷一元化與責任經營原則，又可避免重複設置機構的弊病。

　　現在，台塑企業的每個事業部都是一個專業化的產銷經營單位，必須配合自身的組織編制、製造程式、產品結構等實際需要來統籌產銷作業，並規劃各自的經營目標，完成生產任務，以及服務固定下游客戶；除此之外，其餘功能部門統統收歸企業總管理處。不僅如此，台塑企業的各大公司既沒有採購部門，也沒有財務部門，只有廠務管理和會計處。與美國福特、通用兩家汽車公司相比，台塑企業集權與分權的基本特徵是「集得更集，分得更分」。

台塑企業的責任中心制度

　　責任中心是指隨著企業的發展，其高級管理層會劃分出若干責任區域，由高層管理者指派下屬經理對相關責任區域進行管理，並負責某些具體的生產經營活動。

　　所謂責任中心制度，它是一個分權化的組織管理控制制度，每一責任單位均被視為個體，以人為對象，以績效成果為中心，透過選擇性授權與適度的集權提高經營的效率。實際上，這種制度上承事業部制，下啟利潤中心制和成本中心制，是一個承上啟下的概念。

　　由於事業部經營的原則是自主經營、自負盈虧，且以事業部經理為中心、獨立運作，因此可以自行提出投資計畫及人事調配計畫，制訂產銷計畫、營業政策和產品售價等。後來，隨著各事業部規模不斷壯大，產品種類愈來愈多，為了使經營責任更加明確、合理化，進一步將各事業部以廠或產品劃分為「利潤中心」，獨立計算損益，以便區別責任歸屬。

　　由於台塑企業降低成本費用一直是個難題，每個利潤中心都必須要能控制製造成本，提高生產效率和產品品質，才稱得上是有效管理。經過研究，王永慶發現，利潤中心的產銷範圍仍舊太大，不利於計算、降低成本，因此他又將利潤中心細分為「成本中心」和「費用中心」。

　　費用中心是指「非直接生產部門」；成本中心則是指「直接生產單位」。成本中心是按照生產流程劃分，並將成本中心所要控制的成本專案仔細列出，包括產量、品質、人事及各種能源的耗用等。這些項目又稱為「績效項目」，旨在評估成本中心的績效。

　　王永慶非常重視責任中心制度，並把這一制度當做是台塑企業直線生產管理流程再造的靈魂，他之所以如此重視，是為了各事業部能夠實現產銷一元化。由此看來，成立總管理處並責成其負責所有事業部的採購、財務、營建、法律事務、工程發包、出口事務、土地及對外業務等，就是為實現產銷一元化的目標。由事業部所提出的各種投資案或預算案在擬訂之後，均須呈送總管理處總經理室審核，以確保責任經營制的順利推行，並加強對各事業部日常事務的有效管理。

台塑企業的責任經營制度

所謂責任經營，主要是指管理者要擔負起低成本經營的責任。

劃分責任中心僅僅是實現責任經營制的第一步，企業還需制訂責任中心的責任目標，以及設定激勵性的績效評核與獎勵制度。

責任中心不能盲目預估目標，也不能僅以過去經驗來估算目標，而是要制訂一個既可實現又富挑戰性的目標。因此，在具體目標的設定上，台塑企業使用「單元成本分析法」，即分析每一績效項目中成本發生的原因，用魚骨圖等分析方法，以追根究柢的精神找出最根本原因，並進一步分析其合理性 [1]。

當然，責任經營制度的成功與否與績效評核、獎勵制度有密切關係；應該說，責任經營是台塑企業培養員工「切身感」的有效措施。

方法是，根據責任中心的性質，確定績效衡量的專案後，設立績效評估標準。再透過設立個人績效獎金，將績效結果與個人獎懲結合。但個人與利潤中心評核的標準各不相同，例如利潤中心的目標提高之後，個人績效評核的標準並不一定隨之提高。換句話說，原本個人的績效標準應隨利潤中心目標的提高而調高，但若此項績效提升是個人努力的結果，那麼只要達到原來的個人評核標準，企業即會發給獎金，以免員工認為工作成果被企業吞掉；但若此項目績效的提升是企業協助的結果，例如新設備引進、購買新技術等，那麼個人績效評核的標準會適當提高，但不會提高至與團體評核標準相等才發給獎金。

1　合理性是指目標的設定應以是否能真正激發員工的潛力為前提，不可過高或過低。當判別成本要因合理性時，應結合機器性能和投入產出模型，計算出目標數值，例如機器的額定功率、原料的用量、配料的用量、需要的人力及其工作效率等，同時參照優秀同業的實績。

第二節 長庚醫院的責任經營制

　　長庚醫院在創院之初曾出現過虧損，為了轉虧為盈，王永慶下令成立了五人小組[2]，專責檢討醫院營運問題，並決定引進企業管理經驗，逐項建立醫院會計及各項管理制度。台塑企業的責任經營制度也因此引入長庚醫院。醫院各分科逐步採取利潤中心制，以各科室作為責任單位獨立進行經營管理，每月製作全院報表，並分科檢討開診數、用人費用、成本分攤等，逐步分析改善。

　　隨著長庚醫院規模日益擴大，新的院區也開始籌建，為了更好地管控成本，使醫院不致因規模日漸龐大而降低效率，長庚醫院沿襲了台塑企業的責任經營事業部制度。1983 年 10 月，為配合基隆、高雄長庚醫院籌建，長庚醫院成立「醫務管理中心」，後又改名為「行政中心」，類似於台塑企業的「總管理處」，負責整個醫院管理制度建設和共同事務處理。各院區作為大的責任中心——事業部，堅持責任經營原則，目的在於使各院區能實際配合本身的組織編制、診療程序、醫療服務特色等需全盤規劃各自的經營目標，統籌整體的診療、教學和研究作業。

　　各院區按照部門、專科或疾病類別劃分為收益中心和成本中心兩個小責任中心，實施利潤中心制度，即以科別各自建構成一個單獨計算損益的單位，經由分科經營，根據成本和收入衡量經營績效，將其導入醫療服務的例行運作，並定時給予評估和比較。若發現異常則提報至幕僚部門，並做管理制度與績效的檢討改善，以追求經營管理的合理化。（參圖 4-1）

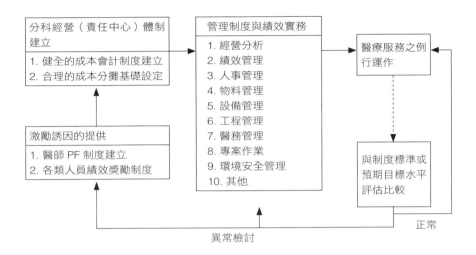

資料來源：魏慶國、王舜睦，《醫療機構績效管理》。

圖 4-1 長庚醫院責任經營實務運作關聯圖

分科經營促成良性競爭

　　由於醫療專業類別繁多而複雜，無法使用統一的經營管理方法，醫院一般按照專科別劃分為內科、外科，或按照疾病別劃分為癌症中心、皮膚科等。為了發揮各科的積極性，長庚醫院實行分科經營管理，即透過分科將各科室當做責任中心進行運作，實施責任經營制度。長庚醫院的分科除了按專科、亞專科別和按疾病別劃分以外，更為了避免科內因「一山不容二虎」造成人才流失，還把重要科別再細分為一科、二科，鼓勵同儕正當競爭，提高管理績效。

　　以心臟科的改革為例，1991 年為擴增規模、提高效率，王永慶下令

2　王永慶召集台塑企業總管理處楊兆麟、長庚醫院院長張昭雄、范宏二、吳德朗及醫務管理處黃謙信等主管成立長庚五人小組，每週五晚上邊吃飯邊開會，每次討論一個主題，檢討醫院經營的種種問題。

把長庚醫院心臟科一分為二。但計畫一提出，即遭到醫院內外的批評與反對。內部的反對理由是，拆分會傷及原有心臟科的完整性，還可能導致每一科的臨床病例減半，從而削弱學術研究的競爭力。外部則認為，分科以利潤為導向，有違非營利性醫院的醫學倫理。王永慶考慮再三，依然堅定推進分科改革，該年年底，原有的心臟科即被分為心臟一科和心臟二科。分科的成效在三個月後開始顯現。1991 年年底，原有心臟科的營業額僅 3 千多萬，三個月後兩科相加增加到 4 千 5 百萬。10 年後，兩個心臟科的規模超過了原有的一個心臟科，主治醫師隊伍各有 13 人，整個心臟科的業務量比 1991 年增加了三倍，每個月都有上億元收入。

在外界看來，王永慶的做法是利潤導向，但是除了實現擴大規模和提高效率兩個目的外，堅持分科還有另外一條特珠理由，他敏銳觀察到台灣醫師培養多採「師徒制」，一個專科創立後不久即出現多個「山頭」，「各山頭的門徒」之間老死不相往來。王永慶認為，與其在一個單位內「派系相爭」，還不如分而治之，如此既可化解矛盾，又能形成競爭，充分調動並促進每一位醫師積極主動。

責任中心設定，收入合理分配

為有效了解各項管理及醫療服務耗用的成本，進而分析、評估各項工作績效訂立合理收費標準，長庚醫院首先進行分科經營，將醫院劃分成若干個責任中心，使收入有所歸屬，醫院收入按照「誰執行、誰收入」原則合理歸屬到執行部門。醫院的成本分攤至各個「成本中心」，成本中心再細分到每一個課、組，以累積所發生成本的最小單位或對象，衡量一個責任中心的績效。

這其中最重要的觀念是，管理者所接受到的評估專案，應該是其能夠

獨立控制或影響的。長庚醫院的責任中心一般分為三種類型：

■ 收益中心

　　直接提供病患診療服務的部門，有可資辨識的直接收入來源，但這些部門同時也生成費用，同時接受沒有直接收入來源的成本中心提供服務，所以必須分攤合理的服務費用，例如各醫務專科及檢查科室。因此既是利潤中心，又是成本中心，在經營管理上設定為收益中心，給予各專科主任經營管理該科的適當職權，控制成本與品質，強化其擔負該科經營成敗的職責。

■ 準收益中心

　　依托醫務專科和檢查科室為病患提供的產品，因提供的產品也有價格，可創造收入，同時有能力控制部門的可控成本，但其收入完全依賴收益中心的經營情況，如洗縫課、牙科技工室、醫療供應組等第二線的服務部門，其負責人主要集中於成本管控，主要歸類為成本中心。

■ 成本中心

　　責任者只對自己的成本負責，其績效是衡量實際所發生的成本、預算或目標額度的差異程度，如果超過可以接受的程度，就必須綜合評估判斷，而非以利潤數字來加以衡量。

責任經營分析，落實持續性品質改善

　　長庚醫院每月收入先歸屬到各收益中心，與目標收入或標準收入相比較，如果產生差異，即由幕僚人員深入分析原因，提出改善對策。各成本

中心按照目標管理制度，每月透過「費用管制表」等表單，對實際成本與目標成本或標準成本進行月成本分析、比較差異，發現異常並跟蹤追查，提出改善方案。成本按照專科分為可控成本和不可控成本，醫院和專科基於可控責任，實施分類管理，共用成本管理績效。（參圖 4-2）

各個成本中心按照成本分攤基準把成本分攤到各個收益中心後，再依每月分科損益表等進行各科經營損益分析，這種做法稱為「分科損益管理」。各部門每個月都要與去年同期及上月比較，若有問題必須求證，以確認問題所在，然後全面研討解決方案。方案實施後，幕僚們還要定期進行追蹤，分析方案實施效果，如此可落實持續性的品質改善。（詳見〈第5 堂課：持續性品質改善〉）

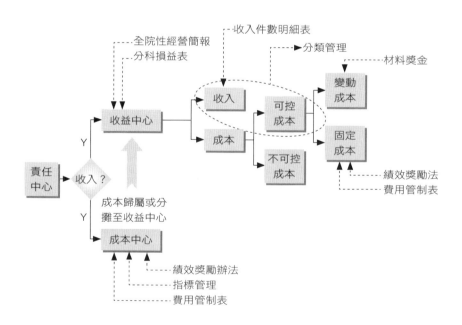

圖 4-2 責任經營分析示意圖

第三節　分科損益管理

　　分科損益管理就是在分權負責的管理制度下，依照組織設計框架，配合營運檢討需要，提供專科別（收益部門）的收入、成本及損益資訊，實質上是責任會計制度的應用[3]。

　　長庚醫院推行分科經營，醫院裡的專科才是經營主體，而不是醫院。醫院起管理、協調作用，並承擔多項共同事務，如掛號、清潔等。專科的經營業績從經營損益表可看得一清二楚。在長庚醫院，實施分科損益的前提是確定每個科的經營責任，並按照內部撥轉制度，制訂收入歸屬原則和成本分攤基準，公正計算每科的收入和成本。

醫療收入歸屬原則

　　為衡量收益中心的績效，必須明確各科室收入狀況。醫療收入包括門診、檢查、住院、手術及其他治療專案收入，長庚醫院按照「誰執行，誰收入」的原則合理地把收入歸屬到各收益中心，即歸屬到作業執行者，如住院費（含醫師費、護理費及病房費）依簽床科別歸屬該科收入，手術費以實際手術科別為收益歸屬單位，麻醉費歸屬麻醉科，檢驗、檢查費歸屬於實際作業單位，會診費歸屬會診科別，X 光費歸屬放射部門，各單位自

3　責任會計制度源於標準成本制度與行為科學的理論，1952 年由美國會計師希金斯（John A. Higgins）所宣導，在分權管理條件下，為適應經濟責任制的要求，在企業內部建立若干責任單位，並對它們分工負責的經濟活動進行規劃、控制、考核與業績評價的一整套會計制度。

行檢查部分則歸執行單位，伙食費歸屬營養部或福利課。兩個以上單位共同執行的收入，則依各單位執行專案收費標準予以拆分或依協商比例拆分。以人力支持其他單位時，收入歸主辦單位，用人成本則每月結算。急診醫療收入原則上歸急診部門。（參表 4-1）

表 4-1 長庚醫院心臟內科門診收入規屬範例　　　　單位：元

批價科別	收費項目	金額		歸屬科別	金額
心臟內科 31700	掛號費 G01-002	100	⇒	心臟內科 31700	312
	門診診察費 G02-003	212			
	心電圖 M22-012	150		心電圖室 31720	150
	血液及體液葡萄糖 L72-314	50		病理科生化組 39220	50
	胸部 X 光片 X75-011	200		放射診斷組 33D00	200

成本分攤

　　所謂「成本分攤」，是指將某一成本項目或特定成本中心累積的成本，重新分配於一個或多個成本中心的會計處理程式。為了解醫療服務成本及科室損益，必須將成本中心的成本分攤至接受其服務的收益中心。

　　由於每位患者的病情不同，需要治療或保健的服務亦不相同，診斷、治療及護理工作無法按照統一管控目的嚴格進行分類。同時，醫療費用成本支出須結合醫師的專業知識，並視治療需要直接加以管控，因此，相較於其他行業的成本結構，醫院的成本具有間接分攤成本量大、用人成本高、固定成本高、作業種類多及複雜度高等特性，再加上醫院內部單位獨立性低，成本分攤更加困難。

長庚醫院的成本分攤作業可分為以下三個步驟。

■ 成本匯集

「成本匯集」就是將類似性質的成本透過健全的會計制度，組織規劃及授權、核准與款項核付程序，經由會計作業，將原始憑證報銷匯集到成本庫種類，例如醫院可將所有水電費匯集在水電費成本庫中心。長庚醫院已實現全院資訊化，因此可以透過會計帳務系統收集規劃與決策所需的成本資料。

■ 決定成本分攤基礎

可追溯來源的直接費用直接歸屬各成本中心，無法直接歸屬的間接成本必須設立分攤基準，由於醫療服務的差異性，醫院通常無法找到完全標準化的分攤基準。長庚醫院堅持公平合理的測量原則，透過與各部門的充分協商，建立了各成本專案的成本分攤基礎（參表 4-2）。

■ 將成本分攤至收益中心

確定好分攤基礎後，根據各成本中心特點，採取直接分攤法、階梯分攤法、相互分攤法等成本分攤方法，將各成本中心的成本分攤至收益中心。長庚醫院各專科直接成本如人事費用、計價與不計價醫藥材、水電等直接匯集至各專科，支援部門成本按照部門特性歸入損益科目後，依各項分攤基礎，採取階梯分攤法分攤至各部門，如清潔費和公務成本以及電力、空調、蒸汽等。護理站的成本按照門診人次、住院床日、手術工時分攤至各收益中心。

表 4-2 醫院成本分攤基礎

成本項目	分攤基礎
清潔費	依設定的清潔工時（如：面積 × 頻率）
維修費	工務修繕及儀器修繕可依修繕工時，電梯費用則依當月收入比例分攤
電力費	依照明燈具數、設備耗電量及動用率設定分攤權數
空調費	依面積、冷凍噸數及動用率設定分攤權數
蒸汽費	用蒸汽設備的耗用量
氣體	依出口數及動用率設定分攤權數或依氣體收入
水費	依當月收入比例分攤
護理監理費	依各護理站護理人員數
公共費用	依當月收入比例分攤或服務人次比例
護理費	門診、住院、手術及護理行政等的分攤基準有所不同 1. 門診：依跟診人次比例分攤 2. 住院：依各科占床日比例分攤 3. 手術：依手術時間比例或刀數分攤
醫療事務費	含掛號、批價、申報及病歷等支援單位直接成本，按收入、申報件數或門診住院人數日
行政管理費	有關管理、電腦、會計等行政部門之成本，按醫務收入比例、員工人數、服務人數
洗縫費	依各單位送洗的重量數為基準，或依種類的件數為基準
藥材費	藥材依實際發生部門計算成本，藥劑部門費用則依服務人次數或藥材收入比例分攤
住院醫師	依當月實際排班科別歸屬，依設定比例分配至科室，依設定分配比例攤至門診、住院、加護病房

分科損益計算

　　駐院區專科經營助理負責各科的經營損益分析，主要依據各科收入減去成本計算該科損益，並將本月與上月及上年同期資料進行比較，如有異常，即行研擬改善對策，每月提報科主任和主管，幫助其掌握專科經營情況。（參表 4-3）

單位：元

表 4-3　長庚醫院某科某月分科損益比較表

部門代號：XXXX Total

項目 月分	門診 金額	門診 %	住院 金額	住院 %	加護病房 金額	加護病房 %	手術室 金額	手術室 %	本月(A) 金額	本月(A) %	上月(B) 金額	上月(B) %	去年同期(C) 金額	去年同期(C) %	差異(D)=A-B 金額	差異(D) %	差異(E)=A-C 金額	差異(E) %
醫務收入淨額	2,757,593	29.51	1,918,056	100.00	0	0.00	1,899,423	100.00	6,575,072	100.00	5,487,285	100.00	7,316,196	100.00	1,087,782	19.82	-741,124	-10.13
主治醫師	813,685	29.51	393,916	20.54	0	0.00	609,390	32.08	1,816,991	27.63	1,511,069	27.54	1,834,783	25.08	305,922	20.25	-17,792	-0.97
住院醫師	259,120	9.40	294,179	15.34	0	0.00	272,401	14.34	825,700	12.56	309,548	5.64	766,498	10.48	516,152	166.74	59,202	7.72
技術人員	103,691	3.76	652,297	34.01	0	0.00	806,462	42.46	1,562,450	23.76	1,577,129	28.74	1,317,679	18.01	-14,679	-0.93	244,771	18.58
護理人員	215,342	7.81	0	0.00	0	0.00	58,044	3.06	273,386	4.16	266,564	4.86	230,534	3.15	6,822	2.56	42,852	18.59
行政人員	111,324	4.04	0	0.00	0	0.00	14,670	0.77	125,994	1.92	118,802	2.17	112,741	1.54	7,192	6.05	13,253	11.76
其他人員	32,754	1.19	42,897	2.24	0	0.00	46,602	2.45	122,253	1.86	130,374	2.38	107,372	1.47	-8,121	-6.23	14,881	13.86
小計	1,535,916	55.70	1,383,289	72.12	0	0.00	1,807,569	95.26	4,726,774	71.89	3,913,486	71.32	4,369,607	59.73	813,288	20.78	357,167	8.17
計價藥品	472,138	17.12	107,977	5.63	0	0.00	25,003	1.32	605,118	9.20	558,055	10.17	882,823	12.07	47,063	8.43	-277,705	-31.46
不計價藥品	841	0.03	705	0.04	0	0.00	2,542	0.13	4,088	0.06	3,039	0.06	2,529	0.03	1,409	34.52	1,559	61.64
計價材料	687	0.02	35,299	1.84	0	0.00	75,213	3.96	111,199	1.69	95,857	1.75	123,727	1.69	15,342	16.01	-12,528	-10.13
不計價材料	52,860	1.92	16,267	0.85	0	0.00	54,726	2.88	123,853	1.88	111,567	2.03	110,392	1.51	12,286	11.01	13,461	12.19
蒸氣費	132	0.00	14,931	0.78	0	0.00	3,147	0.17	18,210	0.28	15,625	0.28	17,920	0.24	2,585	16.54	290	1.62
電力費	38,458	1.39	23,339	1.22	0	0.00	7,372	0.39	69,169	1.05	72,496	1.32	55,318	0.76	-3,327	-4.59	13,851	25.04
水費	2,508	0.09	1,708	0.09	0	0.00	1,693	0.09	5,909	0.09	5,689	0.10	4,634	0.06	220	3.87	1,275	27.51
氣體	190	0.01	4,354	0.23	0	0.00	3,754	0.20	8,298	0.13	5,957	0.11	7,673	0.10	2,341	39.30	625	8.15
社會補助	13,788	0.50	9,590	0.50	0	0.00	9,497	0.50	32,845	0.50	27,437	0.50	73,164	1.00	5,438	19.82	-40,289	-55.07
小計	581,602	21.09	214,170	11.17	0	0.00	182,947	9.63	978,179	14.89	895,722	16.32	1,278,180	17.47	82,997	9.27	-299,461	-23.43
折舊	215,334	7.81	26,170	1.36	0	0.00	88,182	4.64	329,686	5.01	321,160	5.85	221,377	3.03	8,526	2.65	108,309	48.93
修繕費	64,030	2.32	9,738	0.51	0	0.00	16,732	0.88	90,500	1.38	181,899	3.31	127,307	1.74	-91,399	-50.25	-36,807	-28.91
工務修繕費	9,445	0.34	6,438	0.34	0	0.00	6,375	0.34	22,258	0.34	10,787	0.20	62,162	0.85	11,471	106.34	-39,904	-64.19
機器修繕費	18,642	0.68	9	0.00	0	0.00	3,808	0.20	22,459	0.34	21,465	0.39	14,530	0.20	994	4.63	7,929	54.57
空調費	13,401	0.49	6,630	0.35	0	0.00	1,828	0.10	21,859	0.33	9,777	0.18	15,377	0.21	12,082	123.58	6,482	42.15
雜項購置	22,116	0.80	294	0.02	0	0.00	28,146	1.48	50,556	0.77	41,108	0.75	41,691	0.57	9,448	22.98	8,862	21.26
消耗品	37	0.00	93	0.00	0	0.00	110	0.01	240	0.00	446	0.01	78	0.00	-206	-46.19	162	207.69
事務費用	100,384	3.64	8,085	0.42	0	0.00	12,821	0.67	121,290	1.84	63,638	1.16	93,451	1.28	57,652	90.59	27,839	29.79
清潔費	38,038	1.38	18,558	0.97	0	0.00	6,024	0.32	62,620	0.95	61,678	1.12	66,143	0.90	942	1.53	-3,523	-5.33
醫療共通費	30,901	1.12	18,093	0.94	0	0.00	53,679	2.83	102,673	1.56	81,721	1.49	103,735	1.42	20,952	25.64	-1,062	-1.02
醫學教育訓練	12,223	0.44	956	0.05	0	0.00	8,092	0.43	21,271	0.32	13,448	0.25	19,256	0.26	7,823	58.17	2,015	10.46
護理教育訓練	53,111	1.93	36,205	1.89	0	0.00	35,854	1.89	125,171	1.90	99,738	1.82	104,348	1.43	25,432	25.50	20,822	19.95
醫療監管費	13,832	0.50	9,430	0.49	0	0.00	9,339	0.49	32,601	0.50	23,624	0.43	22,844	0.31	8,977	38.00	9,757	42.71
藥劑調配費	3,422	0.12	23,227	1.21	0	0.00	30,047	1.58	56,696	0.86	53,679	0.98	48,982	0.67	3,017	5.62	7,714	15.75
其他	87,440	3.17	59,605	3.11	0	0.00	59,027	3.11	206,072	3.13	85,614	1.56	111,744	1.53	120,458	140.70	94,328	84.41
醫療管理費	38,802	1.41	8,767	0.46	0	0.00	1,291	0.07	48,860	0.74	54,088	0.99	67,473	0.92	-5,228	-9.67	-18,613	-27.59
其他費用	15,482	0.56	4,418	0.23	0	0.00	2,559	0.13	22,459	0.34	20,957	0.38	29,002	0.40	1,502	7.17	-6,543	-22.56
教育訓練提拔差額	27,711	1.00	19,275	1.00	0	0.00	19,087	1.00	66,073	1.00	0	0.00	0	0.00	66,073	0.00	66,073	0.00
小計	764,351	27.72	255,991	13.35	0	0.00	383,001	20.16	1,403,343	21.34	1,144,827	20.86	1,149,500	15.71	258,516	22.58	253,843	22.08
合計	2,881,869	104.51	1,853,450	96.63	0	0.00	2,373,517	124.96	7,108,836	108.12	5,954,035	108.51	6,797,287	92.91	1,154,801	19.40	311,549	4.58
醫務毛利	-124,276	-4.51	64,606	3.37	0	0.00	-474,094	-24.96	-533,764	-8.12	-466,750	-8.51	518,909	7.09	-67,014	14.36	-1,052,673	-202.86
管理費用	101,480	3.68	69,179	3.61	0	0.00	68,506	3.61	239,165	3.64	213,278	3.89	225,277	3.08	25,887	12.14	13,888	6.16
本期損益	-225,756	-8.19	-4,573	-0.24	0	0.00	-542,600	-28.57	-772,929	-11.76	-680,028	-12.39	293,632	4.01	-92,901	13.66	-1,066,561	-363.23
研究費	16,230	0.59	0	0.00	0	0.00	0	0.00	16,230	0.25	16,598	0.30	1,160	0.02	-368	-2.22	15,070	1,299.14
調整與損益	-241,986	-8.78	-4,573	-0.24	0	0.00	-542,600	-28.57	-789,159	-12.00	-696,626	-12.70	292,472	4.00	-92,533	13.28	-1,081,631	-369.82

本表包含XXXX等部門

表號：G3407-B　　說明：

製表助理：　　　　主任：　　　　　經營助理：

製表日期：4月7日

第四節 分類管理制度

什麼是分類管理制度？

　　分類管理制度是指在責任中心的架構下，以目標管理為準則，依據專科成本的控制責任，對不同成本項目特性實施分類管理的一種責任經營制度，目的是激勵專科開源（提高醫務收入）和節流（降低可控費用），透過收入增長與成本營控，創造專科管理績效。

　　各專科的總成本分為可控成本與不可控成本。所謂可控成本是指醫院各專科能夠控制、負責且執行的一組成本；不可控成本是指應由院方控制、負責且向各專科分攤費用的一組成本。如此細分的目的在於配合責任中心制和目標管理制，使專科能明確各自的責任，真正了解參與經營的內容與權限，並進而實現全員參與的經營理念。

　　在分類管理制度下，再輔以合理的績效獎勵辦法，就能激發專科的服務熱情與追求低成本的信心。分類管理是以醫師為主體，依據專科特性設定可控成本項目，將可控成本交由醫療專科負責管理，然後透過開源或節流方式創造管理績效。該制度根據成本的不同控制責任，藉由參與管理及自我控制，可增加醫師的切身感，實現院方與專科共同合作經營、利潤分享，使機構目標與個人目標充分結合並達成雙贏。

　　分類管理制度是一種全面建立「下層結構」的分權化改革，其誘因是成本控制與減少浪費，實質上則引導醫院從單純追求成長，轉變為規模擴張與成本控制並重。如此一來，各專科對可控成本項目（如不計價藥材、

雜項購置及事務費用）能有效管制，節省的人員及材料等可控成本可以轉變成收入，醫院按照可控費率提取收入後，剩餘部分若為正績效，可計入醫師費中，由科內員工（主要是醫師）共同分享。若為負績效，科室醫師要從原有醫師費中「吐回」部分收入，以彌補負績效，亦即負績效由科室醫師負責。（詳見〈第 6 堂課：績效評核與獎勵制度〉）

實施分類管理制度時，最重要的一點是必須基於合理化管理精神，準確區分管理績效是醫院的投資效益還是專科經營效益，例如醫院投資更新專科設備帶來的效益應該歸於醫院，因此專科可控費率須定期檢討，以合理的可控費率交付專科管理，合理反映投資效益及非專科經營所得歸屬院方、專科的經營所得應該歸屬給專科，以符合分類管理精神。

分類管理制度並不一定適合所有專科，在實施分類管理制度時，必須觀察該專科醫務收入是否具有持續成長空間、可控成本是否具有下降空間。例如，隨著健保支付總額管控制度的實施，某些專科的醫務收入已被限定，甚至還略有減少，而可控成本中的人力成本又逐年增加，在這種情形下，有些專科會出現負績效，所以不宜再採取分類管理制度。

健保制度下的分類管理制

長庚醫院於 1987 年開始正式推行分類管理制度。當時由於尚未實施全民健保，更沒有現在的總額預算制度，整體醫療產業的成長速度很快，於是分類管理的最主要動機和目的就是「專業自主」，鼓勵各專科發展醫療業務，給予專科人事等的自主管理權限，希望能創造醫療收入，也就是「開源」。

1995 年，全民健保開始實施，尤其是推行總額預算制度後，醫院的收入逐漸穩定，此時控制成本便成為醫院檢討的重點方向，於是轉移到了

「節流」方面。

長庚醫院全院納入分類管理的專科共 15 科，受醫院健保總額管制影響，醫務收入成長停滯，除了 2007 年嘉義院區牙科新納入分類管理外，未再新增分類管理專科。由於牙科分科細，每個科可獨立實施分類管理，因此實施分類管理最多的是牙科，其次為 X 光科、婦產科、眼科、麻醉科、放射治療科、解剖病理科。綜觀所有實施分類管理制度的專科，普遍具有三個特性：

一、專科醫務收入具有持續成長空間（含自費收入）；

二、專科對成本項目具有有效管制力（如不計價藥材、雜項購置及事務費用）；

三、每月的管理績效可及時分配給主治醫師。

隨著總額預算管制的影響愈來愈大，各專科醫務收入的成長空間被壓縮，人力成本愈來愈高，再加上成本降低的空間也愈來愈小，林口、高雄院區的麻醉科、眼科、耳鼻喉科、解剖病理科及台北婦產科分別於 2012 年 11 月和 2013 年 1 月終止實施分類管理制度。

可控成本項目的設定

實施分類管理的關鍵在於成本分類，把成本劃分為「可控」與「不可控」兩大類。水費、電費等變動成本，折舊、修護費、修繕費、空調費、清潔費、醫療事務費、醫學教育費、醫療監理費、藥劑調配費及其他固定成本等，管理費用和研究費用 [4] 等間接成本，均屬於不可控成本，分別由醫院負擔。而可控成本是指專科可以控制的成本。比如在人事成本方面，

專科可以決定招聘多少住院醫師、護士、技術人員與行政人員，晉升多少主治醫師；在變動成本方面，專科可以決定開何種藥、開多少藥、用多少紗布等；在固定成本方面，專科可以決定雜項購置、消耗品、事務費用、洗縫費用等。依專科特性各科可控制成本專案，參表 4-4。

表 4-4 長庚醫院部分專科實施分類管理可控成本項目一覽表

可控制費用項目		牙科	解剖病理科	眼科	麻醉科	兒童麻醉科	X 光科	放射腫瘤科	婦產科
主治醫師薪資		✓	✓	✓	✓	✓	✓	✓	✓
用人費用	住院醫師薪資	✓							
	護理人員薪資	✓	✓	✓	✓	✓	✓	✓	✓
	技術人員薪資（含行政及其他人員）	✓	✓	✓	✓	✓	✓	✓	✓
變動成本	計價藥品費				✓				
	不計價藥品費	✓	✓	✓	✓	✓	✓		✓
	計價材料費	✓		✓					
	不計價材料費	✓	✓	✓	✓	✓	✓		✓
固定成本	雜項購置	✓	✓	✓	✓	✓	✓		✓
	消耗品	✓	✓	✓	✓	✓	✓		✓
	事務費用	✓	✓	✓	✓	✓	✓		✓
	洗縫費用	✓	✓	✓	✓	✓	✓		✓
	醫療供應費用	✓	✓	✓	✓	✓	✓		✓

　　須注意的是，雖然實施分類管理的目的在於降低成本並提高績效，但非營利性醫院並不以利潤最大化為宗旨，縱使提高績效的方式與企業大致相同，其最終經營目的仍與企業有所差別。因此，考慮到專科可能會為降

4　由於醫學中心要求醫療、教育、研究並重，因此醫學教育費用和研究費用由醫院承擔，如果這部分變成由專科控制的可控成本，則專科可能會為了節省成本，而不進行研究和教育。

低成本而做出發展不利的節省，有些可控成本會被認定為非可控成本。

例如以用人來看，主治醫師、護理人員、技術人員和其他人員的成本一般劃歸各專科，而住院醫師則劃歸醫院。儘管住院醫師理論上應劃歸專科，但因為其身分特殊，住院醫師的招聘以培養主治醫師為目的，如果交由專科執行，可能會引發主治醫師刻意減少住院醫師名額或只招聘「自己人」的弊病，從而對醫院的長期經營造成傷害，所以住院醫師成本由院方承擔。

在固定成本中的雜項購置方面，針對不同雜項和購置原因，成本歸屬也不相同。例如購置原因是「新增部門或原有部門擴充之需」，雜項成本便由醫院負擔；如果購置是因遺失或損壞，則由專科負擔成本。不同的雜項在因業務量增加或更新時，成本歸屬也不相同，例如事務設備、病房設備等由醫院負擔成本，小儀器或器械由專科負擔成本。（參表 4-5）

可控費率

目標可控成本總額與實際可控成本總額之差就是院區的管理績效，而目標可控成本費用是以基礎可控成本和基礎收入計算的可控費率而計算的。可控費率又名分類管理費率，是專科與醫院的拆帳比例。不論管理績效是正或負，醫院都要提取該科（1－可控費率）倍的收入。

■ 可控費率如何設定？

根據專科的特性，可控費率採「單一費率制」、「類別費率制」和「單項費率制」三種類型。「單一費率」即整個專科採用一個費率，如婦產科、解剖病理科；類別費率是指按不同的方法，每一類規定有不同的可控費率，如放射治療科與放射診斷科。「單項費率」是指每一個操作作業

表 4-5 長庚醫院雜項購制的歸屬原則

項目	領用原因	業務量增加新領用	新增部門或原有部門擴充之需使用	更新領用	遺失領用	損壞領用
事務設備	如：櫥櫃、辦公桌、辦公椅、電腦、非黑板、冷熱型飲水機	✓	✓	✓	×	×
病房設備	如：病床床墊、太空被、換藥車、不鏽鋼三層車、器械儲存櫃	✓	✓	✓	×	×
小儀器	如：血壓計、電子體溫計、拍痰器、O_2 流量表、自動血糖測定器	×	✓	×	×	×
器械	如：止血鉗、鑷子、手術刀柄、不鏽鋼磨藥碗	×	✓	×	×	×

註：1. 打「✓」者是院方負擔成本，打「×」者是專科負擔成本。
　　 2. 雜項購置：凡自購繳庫或領用耐用年限 2 年以上，單價不及 5 萬元或耐用年限 2 年以內的工具、儀器等設備皆屬之。
　　 3. 作業流程：凡屬由院方負擔成本的雜項購置領用案件，其材料領用單必須先由專科助理核對，並經院區醫務專科組審核後，方可向供應處領用。

就是一個可控費率，如牙科。

　　採用單一費率制的婦產科可控費率設定範例，參表 4-6。例如該科以實施前一年平均收入或 80％工作負荷的收入為基礎收入，本例設為 200 萬元。以實施前一年平均成本為基礎可控制成本（可控用人成本 [5]、變動和固定成本之和），本例為 114.3 萬元。可控費率等於可控制成本／基礎收入 ×100％，本例為 57.15％，即按照分類管理制度，專科獲得該科收入的 57.15％，醫院獲得該科收入的 42.85％（1 － 57.15％）。

5　本例住院醫師費由醫院負擔。

表 4-6 可控費率的計算範例 　　　　　　　　　　單位：元

項目		基準	
		金額	%
醫務收入淨額		2,000,000	100.00
主治醫師薪資（1）		500,000	25.00
用人費用	住院醫師薪資	0	0.00
	護理人員薪資	200,000	10.00
	技術人員薪資	300,000	15.00
	用人合計（2）	500,000	25.00
變動成本	計價藥品費	0	0.00
	不計價藥品費	10,000	0.50
	計價材料費	0	0.00
	不計價材料費	100,000	5.00
	變動合計（3）	110,000	5.50
固定成本	雜項購置	1,000	0.05
	消耗品	2,000	0.10
	事務費用	20,000	1.00
	洗縫費	4,000	0.20
	醫療供應費	6,000	0.30
	固定合計（4）	33,000	1.65
可控制成本（5＝1＋2＋3＋4）		1,143,000	57.15

■ 可控費率如何調整？

　　為符合分類管理的精神，長庚醫院建立了可控費率的檢討流程，可以根據實際情形定期進行調整。

　　如果是因設備更新提升了經營效益，或者因健保給付調整了收入基礎，或是因醫院管理幕僚工作改善了作業流程和用料方式，使得專科績效增加，這時就要在確保醫療品質的前提下，主動檢討可控費率的合理性，合理反映效益歸屬院方還是專科，創造醫院與專科雙贏局面。例如專科申

購設備時，專科經營助理要評估設備提升效益情況；設備引進使用一年後，再檢討效益提升情形及效益提升的合理性，會合專科意見，呈報可控費率調整方案。

以放射治療科設備更新為例[6]，自 2003 年修訂可控費率後未檢討調整，近六年陸續引進直線加速器機台，使得設備精密度提升，放射治療相關醫務收入每月增加為 685 萬元，增加了 28.21%。

這時為合理區分收入增加是院方投資效益還是專科經營效益，專科經營助理務必分析檢討效益提升的原因。首先統計分析專科每人次治療工時增加 130.86 秒（增加 26.97%），算出設備更新精密度約提升 1.24%，這部分收入應歸屬院方，於是以直線加速器收入占全科收入的 73.83%，核算調整費率為 0.92%，可控費率由 32.71% 調降為 31.79%，影響管理績效每月約占 81 萬元。

■ 管理績效如何計算？

按照「管理績效＝可控制費用（當月醫務收入 × 可控費率）實際成本（含主治醫師薪資）」公式，計算專科管理績效。管理績效原則上歸全科醫師承擔（併入醫師費中統一發放），同時基於利潤分享及激勵科內非醫師人員的目的，也會依呈准原則將管理績效的全部或部分發放予科內非醫師人員。如果是正績效，則增加醫師收入，即在原有主治醫師費的基礎上，增加管理績效分攤收入；如果是負績效，則減少醫師收入，即在原有主治醫師費的基礎上，扣除負管理績效分攤虧損。醫院則不管該科管理績效的正負，每月提取（1－可控費率）的醫務收入。

6　根據長庚醫院行政中心提供資料整理。

以前述婦產科為例，按照設定的可控費率 57.15%，計算該專科的分類管理績效（參表4-7）。可控制費用為 142.875 萬元（250 萬元 ×57.15%），管理績效為可控制費用與實際可控制成本之差，即 3.825 萬元（142.875 萬元－ 139.050 萬元）。該部分是正績效，按照主治醫師費分配制度，在原有主治醫師費的基礎上發放給主治醫師。

再以台北長庚醫院眼科分類管理實施情況來看（參表4-8），該專科

表 4-7 婦產科某月分類管理績效計算表　　單位：元

項目		實際	
		金額	%
醫務收入淨額		2,500,000	100.00
主治醫師薪資（1）		625,000	25.00
用人費用	住院醫師薪資	0	0.00
	護理人員薪資	212,500	8.50
	技術人員薪資	370,000	14.80
	用人合計（2）	582,500	23.30
變動成本	計價藥品費	0	0.00
	不計價藥品費	17,500	0.70
	計價材料費	0	0.00
	不計價材料費	135,000	5.40
	變動合計（3）	152,500	6.10
固定成本	雜項購置	1,250	0.05
	消耗品	1,750	0.07
	事務費用	15,000	0.60
	洗縫費	5,000	0.20
	醫療供應費	7,500	0.30
	固定合計（4）	30,500	1.22
可控制成本（5＝1＋2＋3＋4）		1,390,500	55.62
可控制費用（6）		1,428,750	57.15
管理績效（7＝6－5）		38,250	1.53

表 4-8　台北長庚眼科某月分類管理專科管理績效

年　月　　　　　　　　　　　　　　　　　　　　　　　　單位：元

項目	實際(1) 金額	%	目標(2) 金額	%	差異(1)-(2) 金額	%
醫務收入淨額	9,827,898	100.00	11,167,189	100.00	-1,339,291	-11.99
可控制費用(A)	4,280,050	43.55	4,863,673	43.55	-583,623	-12.00
調整事項(B)	106,022	1.08				
主治醫師薪資(1)	2,319,384	23.60	2,635,457	23.60	-316,073	-11.99
住院醫師薪資	0	0.00	0	0.00	0	0.00
護理人員薪資	347,306	3.53	432,676	3.87	-85,370	-19.73
技術人員薪資	1,432,296	14.57	1,188,865	10.65	243,431	20.48
用人合計(2)	1,779,602	18.11	1,621,541	14.52	158,061	9.75
計價藥品費	0	0.00	0	0.00	0	0.00
不計價藥品費	130,029	1.32	80,040	0.72	49,989	62.46
計價材料費	0	0.00	0	0.00	0	0.00
不計價材料費	150,739	1.53	132,239	1.18	18,500	13.99
變動合計(3)	280,768	2.86	212,279	1.90	68,489	32.26
雜項購制	54,964	0.56	97,439	0.87	-42,475	-43.59
消耗品	1,813	0.02	17,400	0.16	-15,587	-89.58
事務費用	58,859	0.60	115,999	1.04	-57,104	-46.26
洗縫費	37,175	0.38	104,399	0.93	-67,224	-64.39
醫療供應費	1,994	0.02	59,159	0.53	-57,165	-96.63
固定合計(4)	154,805	1.58	394,396	3.53	-239,591	-60.75
實際C=1+2+3+4	4,534,559	46.14				
管理績效=A+B-C	-148,487	-1.51				

說明：
醫務收入淨額調整　調整前 10,194,272／病房費收入 -19,808／門診診察費收入掛號費 -329,903／藥事服務費收入、健保調整 -16,663／調整後 9,827,898
調整項目(B)：事務費用 4,080／80年調薪 38,534／79年調薪 41,500／退休金(護理) 4,349／退休金(技術) 17,559／合計(B) 106,022
應發主治醫師PF＝(1)＋管理績效 2,170,897

本月正(負)績效：
本月實發主治醫師薪資：

院長：　部(科)主任：　經辦：

103

可控費率設定為該科收人的 43.55％，換句話說，醫院拿走該科收入的
56.45％。主治醫師費預設定為該科收入的 23.6％，除了主治醫師費外，
專科可控成本還包括用人成本（住院醫師薪資[7]、護理人員薪資、技術人
員及其他人員薪資）、變動成本（藥品和醫療材料）和固定成本（雜項購
置、消耗品、事務費用、清潔及醫療供應費等）。按照管理績效是可控制
費用（當月醫務收入 × 可控費率）和實際可控成本之差，管理績效為負
績效，主治醫師就要繳回部分醫師費彌補虧損。

分類管理作業流程

　　按照長庚醫院「醫管分工合治」原則，計算管理績效的工作是由專業
管理幕僚將所有計算工作形成制度和流程後，再透過電腦程式自動計算。

　　經營管理總組負責總的制度設計，編製可控表單以及全院性差異分
析；資訊管理部負責列印可控表單；院區經營組負責院區績效核算和院區
專科績效差異分析。各專科檢查院區經管組核算績效有無錯誤後，報主管
核決，並由人力資源發展部負責執行（參表 4-9）。上述各個環節透過電
腦系統與醫師薪資帳戶相連接，每月由電腦自動完成。

表 4-9 長庚醫院分類管理作業執行分工情形表

部門＼作業	制度設計	出可控表	核算績效	核決	發放獎金	差異分析
經營管理總組	✓	✓				✓
資訊管理部		✓				
院區經管組			✓			✓
專科			✓			
主管				✓		
人力資源發展部					✓	

　　實施分類管理制度可以加強專科自主管理，減少醫院對醫療專業的干涉，賦予專科經營上的自主權，最終提高專科成本管理意識。

參考文獻

1. Don R Hansen & Maryanne M. Mowen（2004），《管理會計》，北京：北京大學。
2. 黃德海（2006），《台塑合理化管理模式研究》，北京：清華大學。
3. 佚名（2004），〈長庚醫院的全成本核算〉，《當代醫學》，第 7 期，頁 15。
4. 吳德朗（2005），《理想的國度：吳德朗醫師回憶錄》（第 4 版），台北：典藏藝術家庭。
5. 莊逸洲、黃崇哲（2005），《醫療機構管理制度》，台北：華杏。
6. 陳貽善（2001），〈台北長庚醫院的成功管理模式——醫院管理與績效評估〉，《國際醫藥衛生導報》，第 6 期，頁 9-10。
7. 祝道松、彭雅惠、董鈺琪（2009），《醫療機構成本與管理會汁》，台北：華杏。
8. 陳桓熊（2001），〈醫院成本作業制度的創建〉，《中國醫院》，第 5 期，頁 45-47。
9. 陳貽善（2001），〈台北長庚醫院的成功管理模式——醫院管理與績效評估（三）〉，《國際醫藥衛生導報》，第 11 期，頁 6-8。

7　台北眼科住院醫師薪資由醫院負擔。

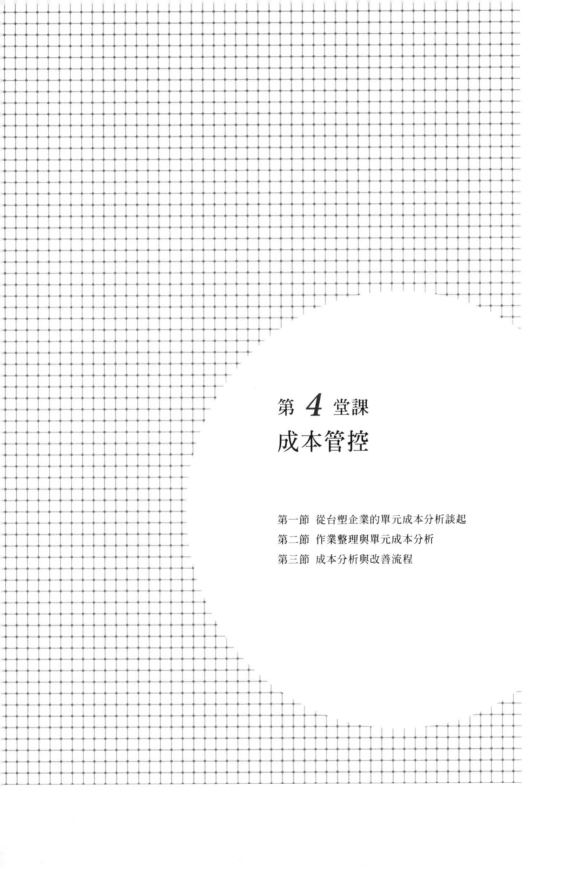

第 *4* 堂課
成本管控

　　台塑企業裡，最常講的一句話就是：「從成本節省一塊錢，才等於淨賺一塊錢！」一個企業或醫院有無競爭力，可由它的成本控制能力及關鍵成本項目的處理看出。長庚醫院採用台塑的單元成本分析方法，持續優化成本結構，在有效的分析和改善之下，醫院管理效益穩定增長。

　　「勤勞樸實」是長庚醫院經營的指導原則，但並非指一味追求成本最小化，實際上可解讀為「追求完美、止於至善；當用不省，當省不用」。長庚醫院的成本控制已經脫離了簡單的成本核算，演變成一套「管理會計」理論下的管理制度。透過作業整理和工作分析，建立作業基準，然後預測並制訂各類別的明細「單元成本」（非單位成本）標準。再透過報表把作業基準「逐條細化為一張張覆蓋醫院所有管理活動的表單」。這些報表不僅可記錄每項作業對於醫院資源的消耗情況，同時記載責任人和責任單位是否履行了責任、履行程度如何等各項基本資訊。

　　而幕僚人員的分析重點應該在醫療開始前就確定各項「標準消耗」，也就是什麼樣的消耗標準最合理，既不能太高也不能太低，既要能被醫療單位所接受，又要能達到管理與控制作用；其次是在醫療活動完成後，要對「成本差異」逐項進行分析。遇到不合標準之處，系統會自動提醒管理者，管理者可針對「管理異常」深入分析，找到成本超標的關鍵因素。

第一節 　從台塑企業的單元成本分析談起

　　單元成本分析法起源於王永慶在 1960 年代初期提出的「作業整理」這一概念，並引入管理大師彼得・杜拉克的目標管理方法，同時深受品管

大師戴明（Edwards Deming）的「全面品質管制」和日本人的「源流分析法」的影響。經過多年實踐和改進，逐漸演變為一套帶有強烈台塑企業文化色彩的成本管理方法和實現管理合理化的管理工具。

王永慶說，成本控制須精細周到，因為一件商品的成本是由數百種因素集合再分攤產生出來的，所以要由一分一毫的節省做起才能降低成本，也就是任何一個成本專案的異動都會影響整個商品成本的變化。

1960 年代初期，王永慶在各個工廠推行「作業整理」，當時就是想按照目標管理方法，以「分層負責」提高生產管理效率。後來依科學管理理論，採取工業工程等方法計算成本的每一個作業動因，並據此制訂產品的標準成本。

王永慶說，不論是生產單位還是非生產單位，只要先在作業目標中設定「標準」，然後拿來與「實績」進行對比，就可以看出工作者是否「負責」；如果「不負責」，接著就是無休無止的管理改善，直至「負責」為止；但即使現在「負責」了，證明先前設定的「標準」不合理，有必要再修正，以便日後更「負責」。如此循環往復，永不停止。

從此可以看出，台塑企業的目標管理強調的不是目標制訂本身，而是如何同步制訂出「一套具體達成目標的方案」。

單元成本分析法

單元成本分析法是為輔助經營決策的一種成本分析和改善方法，它根據成本資料顯示問題，了解實際狀況，以追根究柢的精神發掘異常並加以改進，以求得合理成本。這個方法從建立標準開始，先把實績與標準進行對比，即可在單位成本統計表中看出成本差異，然後循差異點逐項深入檢討，達到成本改善的目的，其中包括「標準成本」和「實際成本」差異的

比較、「差異要因分析」和「成本改善」兩項內容。

單元成本分析法是一個不斷循環的管理流程，基本步驟如下：

一、在一個目標期內，針對每一成本專案設定標準（目標）成本，定期將實績與標準（目標）進行對比，並經由會計報表揭示差異。

二、對超出標準的差異部分實施要因分析，精確計算，直至探尋到產生差異的源頭。

三、找到源頭也就意謂找到了解決方法，可據此完成改善過程。

四、根據改善結果實施績效評估，並將評估結果用於修訂新目標，從而完成一個管理循環。如此往復，永不停止。

報表的功能

單元成本分析方法是台塑企業之所以壯大的主因，也是長庚醫院的核心管理方法。在長庚醫院任何一個專科的可控制成本比較報表上，可以展現四項功能：

一、報表比照企業格式：報表是按照企業責任會計報表方式編制，內容包括醫務收入總額、可控制費用、調整事項、用人費用、變動成本和固定成本等項目。

二、報表比較金額、顯示差異：實際發生金額與目標金額不僅有比較，還要顯示有無差異，編制方法與一般企業的目標管理要求相同。

三、報表作為績效評核依據：上述報表構成了績效管理的主要內容，是管理部門實施績效評核和跟蹤的主要依據。

四、持續追蹤：差異部分若超出一定範圍，將被納入異常管理範疇，

由幕僚管理部門追蹤處理，直至恢復到正常範圍為止。

 作業整理與單元成本分析

長庚醫院的作業整理

　　長庚醫院初建時，由於缺乏管理經驗，最初的管理制度是依張錦文從美國帶回來的作業規範運行。台北長庚開業一年後，台塑企業總管理處總經理室開始指派幕僚到台北長庚調查醫院作業流程，按照台塑企業成本管控方法進行作業整理，包括程式整理和操作整理兩部分。

　　程式整理著眼的是如何提高流程效率。對此，幕僚們對整個醫療服務過程進行詳細記錄和分析，用以反映整體運作狀態，有效掌握現有流程的異常情況，並採取工業工程等手法實施改善。操作整理則著眼於如何提高工序效率，尤其是注重分析人機之間的配合及其所存在的管理問題。

　　1978 年 10 月，王永慶召開會議，要求當時擔任長庚醫院副院長的張錦文將醫院各科作業規範形諸文字，方便大家遵行辦理。張錦文回答，他早已訂出重要的作業規範，目前長庚採用的醫療作業規範和醫院管理作業都是按照他的作業規範運作，而且實施長達兩年之久，所有營運均已上軌道，應該沒有什麼問題。

　　聽完張錦文的說明，王永慶回答，寫下這些還不夠，長庚醫院比南亞公司更複雜，如果按南亞公司模式來做，長庚醫院編寫的作業規範可以裝上「好幾牛車」。

　　1983 年張錦文離職後，長庚醫院確定了「醫管分工合治」的原則，

大幅改組，成立管理中心，醫院行政、經營管理事務開始由管理中心負責，直接由董事長指揮，而院長只負責醫療業務。

為此王永慶下令，從台塑企業總管理處總經理室調來五十多名幕僚人員充實管理中心，展開作業整理，制訂全院作業規範，甚至派人到手術室記錄各種手術程式。1983 年 4 月王永慶到中央大學演講，談到長庚醫院的作業整理，展現了他對各項制度形成的重視：

我們設立了長庚紀念醫院，對於醫院管理，我一竅不通，開始時，我們聘請一位先生[1]來協助。他從台大畢業後，被派到美國研習醫院管理，曾經擔任美國某醫院的副院長，在東洋方面，具備他這種資歷的不過是一、兩人而已，日本到現在還沒有這種人才。這位先生的成就，直到今天我還是很尊敬，當初聘請他來掌理長庚紀念醫院的管理工作，應該是最適當的。可是，後來卻發生了問題，因為長庚醫院才開幕不久，沒有基礎，在管理上，甚至連患者住院手術都要填寫的志願書，內容都要重新修改；因為，原來援用台灣普遍使用的志願書內容，不但談不上禮貌，甚至患者只要在上面簽了名，似乎就等於承諾可以任憑醫院割宰，有那種味道，所以我要求立即修改。

這只是一個小例子，因為我們沒有歐美國家的醫院管理基礎，所有管理需要從頭建立。這位先生雖然有了醫院管理的高深學問和實際經驗，而且在美國的醫院也很能勝任管理工作，可是在台灣，做起來就感覺格外吃力。記得在幾年前的雙十節，我約他上午八點鐘來談一些管理制度問題，以台塑企業的一項產品成本分析報告為例檢討，報告資料有二百零幾頁，針對一項產品，從原料到製造到品質管制，一項一項都用魚骨圖法分析到最細微的單元，檢討問題點後，再提出對策，以追求整體性的合理成本。

我認為，在缺乏醫院管理基礎的情況下，應該也要這樣深入檢討，才能真正建立管理基礎。可是這位先生很坦誠告訴我，在美國，管理並沒有追求到這樣的細節，同時他也沒有這個習慣。從這個例子，我們不難看出一個事實：由於環境和基礎不同，別人可以行得遠的辦法，到了我們這裡也就不一定可行；如果盲目採用，甚至可能造成極大損失，還不自知。

　　長庚醫院不是靠人管理，而是靠制度管理。在醫療服務專案中的作業整理也為後期推動標準治療程序、臨床指引與臨床路徑打下堅實的基礎。1995 年 2 月，林口長庚醫院泌尿外科首先發展了經尿道前列腺切除術的臨床路徑，是文獻中台灣最早開始發展臨床路徑的醫療團隊。透過科學的作業整理，為長庚醫院進一步制訂醫療部門和非醫療部門的各項作業標準奠定了基礎。

長庚醫院的單元成本分析

　　單元成本分析從單位成本出發，層層向下追溯產品成本結構的構成要素。由於從科室的損益表無法看出該科發生成本的實際情況，因此必須深入單元成本分析，才有辦法明確各項成本結構。成本分析可分為六項，具體範例參表 5-1：

　　一、用人成本：指直接參與該項手術、處置、檢查、檢驗等醫療活動相關人員的薪資成本，包括醫師、護理人員、技術員及非技術人員的本薪、各項津貼、值（加）班費、勞健保費、年終獎金及退休金等費用在

1　即張錦文。

表 5-1 鼻黏膜下中隔矯正術單元成本分析範例　　　　單位：元

	人員別	人數	月薪資	耗用時間	成本總計
用人費用	主治醫師	1	180,000	20 分	755.56 ①
	住院醫師	1	60,000	60 分	565.52
	護理人員	1	30,000	60 分	282.76
	醫技人員	1	35,000	10 分	54.98
	行政人員	2	25,000	10 分	78.54
	其他人員	2	20,000	10 分	62.84
	小計				1,800.20

	項目	單位	單價	用量	成本總計
不計價衛藥材成本	1. 鼻棉	包	3.15	2	6.30
	2. 可卡因	瓶	63.00	1	63.50
	3. 2%塞羅卡因 E	瓶	55.00	1	55.00
	4. 2×2 紗布	包	17.00	2	34.00
	5. 酒精紗布	塊	17.00	4	68.00
	6. 抽吸管（Suction Tube）	條	55.00	1	55.00
	7. Furacin 紗條	條	1.00	10	10.00
	8. 大手術包	包	200.00	1	200.00
	9. 大手術衣	包	180.00	1	180.00
	10. 手套	副	4.50	4	18.00
	11. 小手術包	包	50.00	1	50.00
	小計				739.80

	項目		取得成本	月折舊金額	使用時間	成本總計
設備費用	房屋折舊（平方米）		（60平方米）	2,115.60	60 分	11.75 ②
	設備折舊	吸引器	17,000	472.00	60 分	2.62
		小計				2.62
	維修費用	吸引器	17,000	340.00	60 分	1.90
		小計				1.90

合計	2,556.27
作業費用（14.92%）	381.40
行政管理費用（5.00%）	127.81
教學研究費用（5.00%）	127.81
成本總計	3,193.29

①用人費用＝月薪資 ×1.36（耗用時間 / 每月工時），主治醫師用人費用＝ 180000×1.36×20 分 /（22.5 天 ×8 小時 ×60 分 ×60%負荷率）＝ 755.56 元。

②折舊費用＝月折舊金額 ×（使用時間 / 每月可使用時間），房屋折舊費用＝ 2115.60×60 分 /（22.5 天 ×8 小時 ×60 分）＝ 11.75 元。

註：其他人員指患者輸送執行人員等。醫師時間是從術前至術後的時間。護理人員時間是從術前準備 至術後護理的時間。

資料來源：莊逸洲、黃崇哲（2005），《醫務管理系列叢書：財務、研究、品質暨設施管理》（第一 版），華杏出版。

內。長庚醫院人力資源發展部每年 7 月底前核算主治醫師、住院醫師、護理、醫技、行政、其他人員（如藥師）等六類人員月均用人費用，提供給醫務管理部、經營管理總組及院區經營管理組等各機能部組，作為計算用人成本的依據。

二、不計價衛藥材成本：醫療資訊管理部每年定期統計平均採購或進貨成本（擇一採用），提供給醫務管理部、經營管理總組及院區經營管理組等各機能部組，作為計算不計價衛藥材成本依據。計算時，用實際耗用量乘以單價即可，但向病患收費的計價衛藥材不可列入。如因特定藥材成本金額過高會影響收費的客觀性，則須將該藥材排除在成本之外，另以計價藥材設定收費標準。

三、設備費用：包括房屋及醫療儀器設備的折舊及維護費用，以每人次使用的時間及其取得成本計算。房屋及設備取得成本包括購買價格或建造價格，以及使其達到可供使用狀態前的合理及必要支出在內，折舊費用以每月執行件數分攤計算為原則，但多個收費專案共用的設備或該項設備動用率高者，儀器設備折舊可依實際執行時間計算。

四、作業費用：包括事務費用、醫療事務費、空調費、清潔費、水電費、蒸汽費、氣體費、雜項購置、醫療行政費、護理行政費等，按該成本中心作業費用占總成本的比例計算每次耗用的作業費用。

五、行政管理費：會計、人事、企劃等部門的成本，一般按醫務總成本的5%計算。

六、教學研究及社會服務費用：依據「醫療法」規定，醫院具有教學研究及社會服務的責任，此部分成本將使收入減少，為持續營運，須向病患收取，一般按醫務總成本的5%計算。

第三節 成本分析與改善流程

　　醫院成本分析與改善的過程，通常從作業流程、成本分析、表單與改善對策四個方面逐項探討，然後按照結果設定作業規範，有了標準作業規範後就可以設定目標成本，再執行成本控制，將實際成本與目標成本做比較，若有差異則做異常追蹤改善，進而達到提高醫院作業效率與效益，降低作業成本的目的。（參圖 5-1）

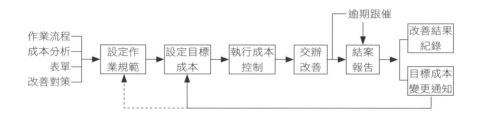

圖 5-1 長庚醫院成本分析與改善程序

標準成本的設定

　　醫院的成本控制應從標準成本設定開始，按照單元成本分析的精神，要求每個科室都要對人員經費、材料消耗、管理費用做出詳細的預算，並呈報院方批准執行。

　　例如編制護理預算時，應根據每位患者日護理時間和患者人數，算出

護理工作日，進而預測出本年需要的護理人員數和護理人工費用。以「中醫住院護理服務成本分析」為例，標準成本的設定如下：按照作業整理方法，並諮詢中醫臨床護理師及護理主管，訂立中醫住院護理常規，設計中醫住院護理活動專案及工作內容；採取時間動作分析方法，以碼表實際測量每項「中醫住院病患護理活動項目」時間，設定中醫住院護理活動工時，收集分析並計算出患者每日所需護理活動項目及護理時數；再參考護理人員月均薪資換算護理人員平均時薪，將中醫病房所有住院病患平均每日所需護理活動頻率，乘以每項護理活動執行的標準工時，再除以總住院日數，計算各班次每位病患所需的護理工時，換算護理時數，再乘以每天每位住院患者所需的護理時數，最後求得每位病患每班所需的護理費。

■ 成本目標值預算

　　長庚醫院做成本目標值預算時，為保證目標值合理，依據三方面作為參考值：第一是理論根據，如水電用量，可根據科學理論求得；第二是同業中先進醫院的實績；第三是本醫院歷史最佳實績或近幾年的平均數。現階段的長庚醫院因絕大部分作業的目標成本都已按照上述方法算出，並經過多年的實踐改善，其成本逐年降低。基於此，常規作業已不再進行時間動作分析，改採上年度成本值或往年平均值作為成本管控的標準值。

　　長庚醫院每年 10 至 12 月開始編列次年度的目標預算。各成本中心參考最近一年的費用明細，依成本管控項目及目標費用設定基準原則（參表 5-2），填報「經費預算表」、「用人費用擬訂預算表」及「設備折舊費用擬訂預算表」，擬訂各成本項目目標。將「部門年度目標費用匯總表」呈部處長級主管核准後，由二級主管覆核，逾期未完成者由各院區管理部跟催，若跟催後仍未輸入，則由電腦統一輸入目標值為 0。

表 5-2 成本管控項目及目標費用設定基準

費用項目	費用項目內容	目標費用設定基準
薪資	直接人工及間接人工等薪資。	輸入各職類預定人員配置人數，由電腦依各類人員平均薪資擬訂目標。
加班費	直接人工及間接人工加班費。	電腦自動預設為 0。
教育訓練費	參加院內外講習或訓練所支付費用（學術研討會、進修）	依年度計畫擬訂費用目標。
折舊	房屋、儀器、機器、運輸及其他雜項設備所提列的折舊（6 萬元以上且耐用年限兩年以上）。	輸入各月預計新增減的資產項目類別及金額後，由電腦自動擬訂目標。
房屋修護費－計畫	房屋預備保養及週期計畫保養的人工及材料費用。	依上年同期金額剔除異常費用後，並按預定房屋修護計畫擬訂費用目標。
房屋修護費－故障	房屋異常或故障請修的人工及材料費用。	
儀器修護費－計畫	儀器設備預備保養及週期計畫保養的人工及材料費用。	依上年同期金額剔除異常費用後，並按預定設備增減情形擬訂費用目標。
儀器修護費－故障	儀器設備異常或故障請修的人工及材料費用。	
其他修護費－計畫	運輸、交通及雜項設備預備保養及週期計畫保養的人工及材料費用。	
其他修護費－故障	運輸、交通及雜項設備異常或故障請修的人工及材料費用。	
租金支出	租用土地、房屋、設備及器具等所支付的租金。	依上年同期金額剔除異常費用後，擬訂目標。
保險費	固定資產及人員投保所支付保險費均屬之（房屋險以全院各部門所占面積分擔）。	
稅捐	各部門依法繳納的房屋稅、地價稅、印花稅等。（印花稅以各收益部門收入金額分攤）	
雜項購置	凡使用工具耐用年限在 2 年以內或超過 2 年但價值不及 6 萬元者列管品。	依年度購置計畫，按品名、數量及單價擬訂費用目標。
消耗品	凡所耗用的各種消耗性材料均屬之。（照明材料、不計價材料）	依上年同期金額剔除異常費用後，並按預定專案及用量擬訂費用目標。

（接下頁）

費用項目	費用項目內容	目標費用設定基準
交際費	各部門因業務關係對外必須支付的交際費用均屬之。（專案公關費用）	依年度公關計畫，按品名、數量及單價擬訂費用目標。
郵電費	郵費、電報及電話等費用。	依上年同期金額剔除異常費用後，並按使用人數增減情形擬訂費用目標。
交通費	各種客用車輛的耗用油料、輪胎及零件修理、牌照稅及租車費用均屬之（短程計程車資費用、行政車）。
書報雜誌	因業務需要所訂購的各種書報雜誌、刊物等費用。	依實際訂閱的項目名稱及份數擬訂費用目標。
文具印刷	部門所用的文具及資料書報、畫刊或雜品的印刷費均屬之（紙張費、影印費）。	依上年同期金額剔除異常費用後，按部門人數增減情形及出版品印刷專案擬訂費用目標。
事務器具	部門購置家具、器皿或耐用年限在 2 年內或雖超過 2 年但其價值不及 5 千元者。	依上年同期金額剔除異常費用後，並依年度購置計畫擬訂費用目標。
旅費	出差所報支的費用。	依計劃性出差人次及各類費用擬訂目標費用。
員工賀奠金	婚喜喪奠的補助費用。	建議預設為 0。
撫恤金或喪葬費	撫恤或喪葬等補助費用。
公會費	對外參加公會組織的會費。	依實際參加公會專案擬訂目標費用。
便餐費	因公舉辦會議的使當等正餐費用。	依上年同期金額剔除異常費用後，並依年度計畫會議擬訂費用目標。
雜費	各部門不屬上列各項事務器具費用或各種補助費用等。（如會議茶點費）	依上年同期金額剔除異常費用後，按部門人數及計劃性研討會議擬訂費用目標。
運費	凡材料或設備器具等所支付的搬運費用均屬之。	依上年同期金額剔除異常費用後，按部門遷移計畫或例行性運送費用支出擬訂費用目標。
清潔費	凡因清潔本院所支付的各項材料費、外包費用等皆屬之。	依上年同期金額剔除異常費用後，按部門空間配置面積及特性擬訂目標。

（接下頁）

費用項目	費用項目內容	目標費用設定基準
檢驗費	凡委託院外醫療或檢驗機構檢驗所發生的費用均屬之。	依上年同期金額剔除異常費用後，並按委外檢驗項目及次數擬訂費用目標。
刊物發行費	凡各部門對外發行刊物的費用均屬之。	各部門依實際發行刊物專案及份數擬訂費用目標。
水電費	水電費用	依上年同期金額剔除異常費用後，並按部門人數、配置空間及特性擬訂。
勞務報酬	管理部門因業務需要所支付的各項費用，如律師、會計師報酬及簽證費等。	依年度計畫性需支付的勞務報酬專案擬訂費用目標。
保防費	本院安全、衛生等所支付的保防經費或防護上的各種消防等設施及其工具藥品等。	預設為 0，特殊部門另擬訂費用目標。
存貨保險費	凡藥品、物料等的保險費皆屬之。	
體育經費	為響應全民運動政策、培養運動人才或各種體育隊伍所支付的各項費用。	預設為 0，特殊部門另擬訂費用目標。
其他	凡不屬上列各項損失或費用皆屬之。（電腦使用費、非研究計畫支付的研究發展費）	非上述的費用專案，各部門依年度計劃性支出內容擬訂費用目標。

成本差異分析與改善流程

　　圖 5-2 為長庚醫院針對收益中心和非收益中心分別制訂的成本管理作業具體流程。單元成本分析之後，以目標成本值設定管制基準，每月由電腦作業就各項成本的實際值與目標值之間做比較，填寫「部門費用管制差異分析表」（參表 5-3），超出管制基準者列印「成本差異反映單」，供費用發生部門深入了解差異原因，然後加以檢討改善。如確屬異常，經單位主管核實，需要深入分析查報者，應查明相關原因並填報「成本差異報告單」，最後再擬訂改善對策呈主管核准後據以執行。改善後因目標成本發生變化，則列印「目標修訂通知單」，參照新的目標成本執行。倘若發生重大異常案件或需要專案辦理者，就另填「專案改善提報表」，呈核後依

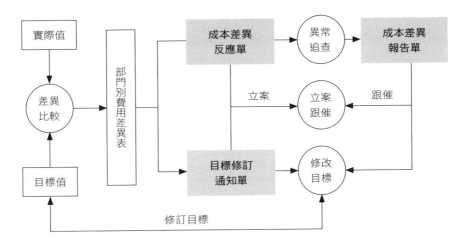

圖 5-2 成本管理作業流程圖

限期加以執行，其結果應填「專案改善執行報告表」，列入各月經營報表，並檢討、修正目標。成本管控是院區經營管理組會同各成本中心共同進行，並由電腦控管，將所有改善方案的期限、負責人員輸入電腦，編立案號，以使計畫確實執行。

■ 可控成本管控作業

一、非收益中心：每月 3 號透過部門的「費用管制差異分析表」，比較各成本專案實際值及目標值差異，如果超過目標值 5％，或用人薪資超過 10％，差異金額達 5 萬元（含），即為異常，需要在「異常原因說明」中輸入差異說明，並由二級主管線上覆核。逾 1 個月未完成者，由各院區管理部查詢「費用管制差異分析未處理明細」，先行跟催經辦部門。逾兩個月未完成者，另開立「成本管理催辦單」跟催。

二、收益中心：每月 3 日透過「費用管制差異分析表」，每月實際值

表 5-3 部門費用管制差異分析表

期別 費用項目		年度累計		本　月			
		目標數	實際數	目標數	實際數	差異	%
用人費用	薪資費						
	加班費						
	教育訓練費						
	小計						
設備費用	折舊						
	房屋修護費－計畫						
	房屋修護費－故障						
	儀器修護費－計畫						
	儀器修護費－故障						
	其他修護費－計畫						
	其他修護費－故障						
	租金支出						
	保險費						
	稅捐						
	雜項購置						
	小計						
消耗品							
事務費用	交際費						
	郵電費						
	交通費						
	書報雜誌						
	文具印刷						
	事務器具						
	旅費						
	員工賀奠金						
	撫恤金或喪葬費						
	公會費						
	便餐費						
	雜費						
	小計						
其他費用	運費						
	清潔費						
	檢驗費						
	刊物發行費						
	水電費						
	勞務報酬						
	保防費						
	存貨保險費						
	體育經費						
	其他						
	小計						
管制項目合計							
非管制項目合計							
總計							

院長：

資料來源：莊逸洲、黃崇哲（2005），《醫務管理學系列——財務、研究、品質暨設施管理》（第 1 版），台北：華杏。

超過目標值 10％且差異 5 千元以上，或每月實際值超過目標值達 5 萬元以上，此為未達成目標，各院區經營管理組列印「成本差異反映單」，並與發生部門檢討原因及改善對策，呈科主任核准後於「立（銷）案資料輸入」中辦理銷案。如達成目標、但連續 3 個月實際值低於目標值 10％且差異 1 千元以上，各院區經營管理組列印「目標修訂通知單」，呈院長級主管核准後，由各院區經營管理組以「費用管制基準設定建檔」或「部門年度目標費用擬訂建檔」中修訂管制基準或目標值。

■ 不可控成本管控作業

對折舊、保險費、稅捐、郵電、員工賀奠儀、撫恤金及喪葬費等項目建檔，制訂實際值與目標值差異 30％且金額大於 1 萬元者作為管制條件。如連續 4 個月未達成目標，填寫「成本管理稽核明細表」。由各院區管理部印表後送各部門處理（行政中心部門由財管部處理），經呈部處長級主管核准後於「立（銷）案資料輸入」中辦理銷案。如連續 6 個月達成目標，填寫「成本管理稽核明細表」。各院區管理部印表呈院長級主管核准後，由各院區管理部以「費用管制基準設定建檔」或「部門年度目標費用擬訂建檔」中修訂管制基準或目標值。

■ 立銷案及逾期催辦作業

對立案的「成本差異反映單」、「成本差異報告單」、「目標修訂通知單」、「成本管理稽核明細表」，預定完成日為出表日後 14 天。如按期完成，財管部、各院區管理部及經營管理組在「立（銷）案資料輸入」中進行銷案。若是逾預定完成日尚未結案，則由各院區管理部每月列印「成本管理催辦單」送各部門處理。經呈准需修訂「預定完成日」者，於「立

（銷）案資料輸入」中更改。催辦次數第二次以上者，由財管部以「催辦單」跟催。

■ 改善作業的績效獎勵

為了激勵成本中心積極追求經營目標的實現，長庚醫院按照每個績效目標達到的程度，依部門性質，根據不同考核專案的比重發放獎金（詳見〈第6堂課：績效評核與獎勵制度〉）。

■ 成本管理作業電腦流程圖

長庚醫院全院實行資訊化，透過電腦網路管理系統實現成本目標值設定、差異分析、成本稽核和跟催等作業，明確責任歸屬，杜絕人為延誤，提高醫院作業的效率與效益，達到降低作業成本的目的。（參圖5-3至圖5-5）

參考文獻

1. 佚名（2004），〈長庚醫院的全成本核算〉，《當代醫學》，第7期，頁15。
2. 郭泰（2012），〈王永慶經營理念研究〉，台北：遠流。
3. 李淑娟（2002），《望醫心切──張錦文與台灣醫院的成長》，台北：允晨。
4. 作者名（1983），《台塑企業雜誌》，第14期，頁5。
5. 祝道松、彭雅惠、董鈺琪等（2009），《醫療機構成本與管理會計》，台北：華杏。
6. 莊逸洲、黃崇哲（2005），《財務、研究、品質暨設施管理──醫務管理學系列》，台北：華杏。
7. 程文俊，〈台灣長庚醫院的績效管理〉，http://doc.mbalib.com/view/cbaa04f9f33d64864a75da5edfb8e64c.html
8. 鐘惠如、林淑瓊、李秀茹、林宜信（2008），〈中醫住院護理服務成本分析之研究〉，《中醫藥管理雜誌》，第17卷，第10集，頁959-960。
9. 李劍（1997），〈台塑集團責任管理的啟示〉，《企業活力》，第7期，頁25。

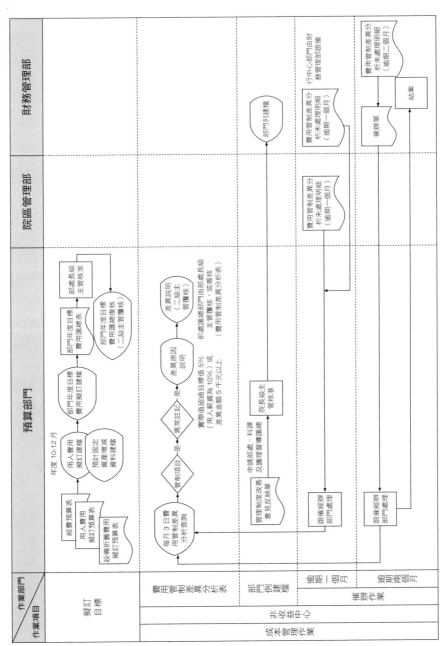

圖 5-3 長庚醫院成本管控作業電腦流程圖（一）

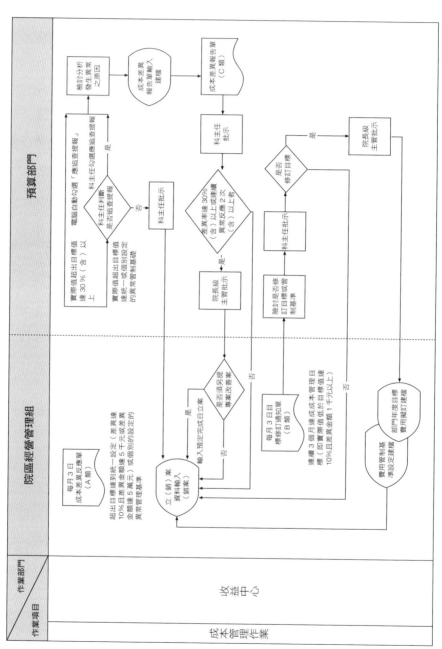

圖 5-4 成本管控作業電腦流程圖（二）

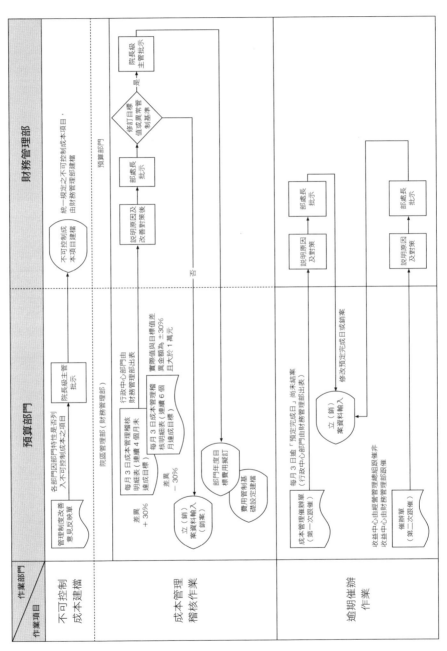

圖 5-5 成本管控作業電腦流程圖（三）

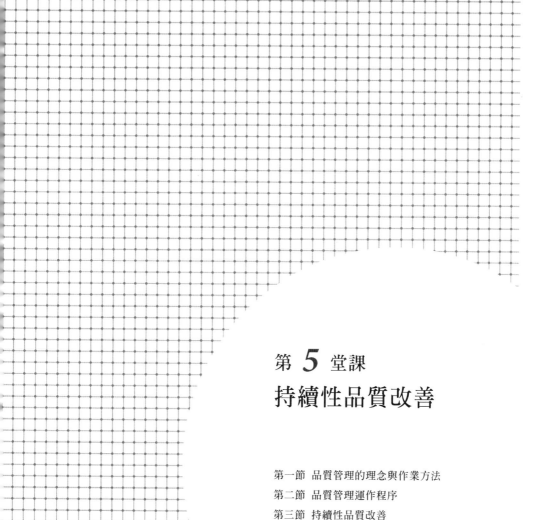

第 5 堂課
持續性品質改善

過去常認為，提升品質會增加成本支出與資源投入，因此領導者除非有把握，否則不大願意執行。但管理大師戴明認為，這是天大的謬誤。不願提升品質只會使該產業與顧客面臨惡性循環，久而久之便會退出競爭行列。對此，戴明博士在品質理論中提出重要的結論：「品質增高時，成本就會降低，同時生產力也會提高。」

醫療品質管理無論概念或實務均源自「產業模式」，與其他產業最大的不同就是永遠把患者擺在第一位，而醫院經營管理最終目的，則是讓醫療服務符合患者（顧客）的期望。

第一節 品質管理的理念與作業方法

台塑企業的品質管理

戴明等人提出的全面品質管制方法，得到了王永慶的高度重視，其思想對於台塑企業的影響用一句話總結：「以最經濟的手段，製造出市場最有用的產品。」戴明認為，品質的問題當中，85％以上是由於管理不善造成。更重要的是，品質和生產力之間關係密切，提高品質就能減少浪費，因為不需要退貨，再加上提高品質也會同時要求生產部門縮短準備時間，因此可提高機器和材料的使用效率，還可做到及時交貨、在下游客戶群中建立商譽等。總而言之，提高品質就等於提高生產力，如此企業才能以更佳的品質和更低的價格增加更多市場機會。

王永慶並未拘泥「為品質而品質」，他將品質管理與績效獎勵結合。以 1966 年新東公司推行品質管理活動為例，他先把各生產課原有的品質

檢查人員集中起來，成立品管課，專門負責品質管制工作，然後又把績效評核與獎勵管理的一部分權力下放給這些品管人員，由他們決定該給生產部門發放多少品管績效獎金。品管人員因為受廠長的統一指揮，加上本身的責任明確，擔當技術幕僚的角色，所以往往能夠深入生產現場，實地調查發現並解決問題。

就品管活動的管理意義而言，戴明強調的是「全面品質管制」，王永慶則去掉了「品質」二字，改為「全面管理」。一開始幕僚們以為搞錯了，但王永慶解釋，他認為「全面管理」應該包含「全面品質管制」，他不希望品管課的幕僚們固執於「品質」二字，而應從全面品質管制出發，更加強調並注重如何發揮全面品質管制制度的全部管理功能。

長庚醫院的品質管理理念

提升品質固然是醫療服務提供者應該追求的目標，但不惜成本去提升品質也不合理。因此，提供醫療服務時，應考慮醫療可近性[1]、品質和成本三者的平衡。欲提升醫療品質，必須先對每一項醫療服務設定一個標準（平均值）、一個允許範圍（標準差），如此才能在執行中找到不合標準的異常改善，改善後再設定一個新的標準（平均值）、一個允許範圍（標準差），最後再找不合標準的異常去改善，如此周而復始，不斷提升醫療品質，達到成本控制的目的。因此，針對「品質管理」，長庚醫院的執行理念有三：一是利用平均值設定標準，二是利用差異性管制穩定流程，三是針對差異原因不斷改善，並優化標準。

圖 6-1 是一個平均住院日改善的實例，平均住院日原為 10 天，差異

1　醫療可近性，指個人在追求健康的目的之下，對於醫療資源所能觸及的程度。

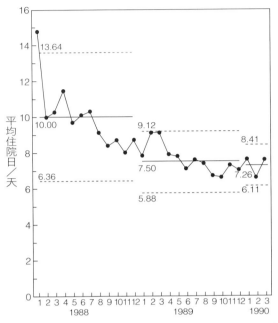

資料來源：莊逸洲、吳振隆（1993），〈持續性品質改善（CQI）理論及實證研究——以長庚醫院醫療
供應作業改善為例〉，《中華衛志》，第 12 卷，第 33 集，頁 299。

圖 6-1 長庚醫院平均住院日改善實例

範圍是 10.0±3.64 天。第一次作業改善後，平均住院日降為 7.5 天，差異範圍縮小為 7.5±1.62 天。第二次作業改善後，平均住院日降為 7.26 天，差異範圍縮小至 7.26±1.15 天。平均住院日減少，差異範圍縮小，當患者特徵類似時，代表疾病治療的穩定性提高。差異愈趨縮小穩定，即可逐步在管理層面上建立標準。當然，標準建立之後，一些例行工作就可交由電腦處理，以穩定品質、縮小變異、簡化工作，進而降低成本。

　　由於不斷追求品質提升，長庚醫院的各項品質管理指標都居台灣各大醫院領先地位。2012 年，長庚醫院的「台灣臨床成效指標」（TCPI）項目均領先其他醫院。（參表 6-1）

表 6-1　2012 年 TCPI 指標項目領先同儕的比率統計

評比層級	院區	領先比率 （領先項目數 / 參加項目數）	說明	
			較優類別	較差類別
醫學中心	林口	82%	手術預防性抗生素使用 　死亡率 剖腹產管理 非計畫性再住院 非計畫性重返加護病房 非計畫性重返手術室 身體約束的使用 門急診跌倒率 D2B 小於 90 分鐘比例	ICU 中心導管使用率 ICU 中心導管相關血流感染 ICU 存留導尿管使用率 ICU 存留導尿管相關尿路感染 手術傷口感染率 剖腹產管理 (基隆) 非計畫性急診返診 急診停留時間
	高雄	79%		
區域醫院	基隆	86%		
	嘉義	81%		
地區醫院	桃園	87%		

長庚醫院的品質管理作業

　　為更加順暢推動整個醫院的品質管理工作，長庚醫院各部門依各自組織或作業特性，建立全面品質管理制度，使每位員工都能有所遵循，每個人都能為品質管理負責。

　　長庚醫院的醫療品質管理所傳達出的一個最重要觀念是，每個分院、每個委員會（包括決策委員會所屬的各委員會和各院區相關委員會）、每個部門（包括各醫務專科、醫技部門、護理部門與行政部門）以及每個員工，都是推動品質管理的一份子，醫療品質提升活動是「全院運動」，而不是僅屬於某一部門或品管人員的工作。(參表 6-2)

　　整個長庚體系與醫療品質相關的制度規劃，主要由行政中心統籌負責，如此可收行政作業「整合」與「協調」之效，使資源得到善用。院區管理部負責統籌各院區品管的推動與執行，肩負全院區品管的重責大任，管理部組長必須定期向院區院長報告品管結果。

　　醫療品質審議委員會的前身是醫療品質審查小組，最早的功能是執行

表 6-2 長庚醫院各部門品質管理作業機能

部門	作業機能
行政中心	1. 負責擬訂各院區年度共通必要性品質管理指標及計畫； 2. 負責審訂部、科品管指標的設定及建檔； 3. 督促各院區依年度計畫週期進行品管檢核、各項品質促進相關活動及未達設定目標值檢討改善與成效的追蹤； 4. 進行院區重點性作業標準及執行狀況品質管理實地檢核； 5. 定期匯整品質管理成果資料分析及稽核評比的呈報，未達目標值改善成效的追蹤； 6. 院區突發或院外發生品質相關事件時，機動性稽核、檢討改善及後續追蹤； 7. 負責品管制度規劃，規範與規章的增修訂。
院區管理部	1. 負責執行院區年度共通必要性品質管理指標計畫，及擬訂院區年度重點品質監測與檢核計畫； 2. 依該院區作業需求特性，訂立品質管理指標； 3. 匯整院區部、科年度品質計畫，並督核及掌握各相關部門品質作業標準規範的修訂； 4. 推展院區各項品管活動的推動、執行及改善監控； 5. 院區各部門與各委員會品管計畫及指標監測結果審議及改善監控； 6. 各部、科品質指標設定的初審； 7. 匯整提報院區品管監測結果，未達目標值的部、科的輔導、檢討、改善及追蹤成效； 8. 院區突發或院外發生品質相關事件時，自主稽核、檢討改善及後續追蹤。
醫療品質審議委員會	1. 制訂及執行年度特殊個案或專題審查成果呈報及建檔； 2. 擬訂年度院區重點主動性品質檢核計畫； 3. 制訂各項醫療服務品質監測作業系統及作業流程； 4. 院區內部科及執行部門指標訂立指導、審核及修正； 5. 每月評估分析匯整全院性醫療品質指標監測結果，及未達目標值的作業檢討改善； 6. 院區突發或院外發生品質相關事件時，自主稽核、檢討改善及後續追蹤； 7. 督核各醫務相關委員會品質監控狀況結果及追蹤改善成效； 8. 協調各相關部門推動各項醫療服務品質改善方案。
各醫務相關委員會	1. 研擬醫務相關品質指標設定及擬訂年度重點品質檢核計畫； 2. 每月評估分析匯整品質指標監測結果及未達目標值的作業檢討改善呈報； 3. 協調各相關部門推動各項醫療服務品質改善方案。
各部科	1. 擬訂年度部科專業品質檢核計畫； 2. 負責部科專業相關作業標準、儀器操作相關規範，並依週期制 (修) 訂； 3. 訂立部科、單位專業品質管理指標； 4. 負責部科品管監測作業與改善監控； 5. 每月評估分析匯整品質指標監測結果及未達目標值的作業檢討與改善呈報； 6. 部、科突發或院外發生品質相關事件時，自主稽核、檢討改善及後續追蹤。

資料來源：楊漢湶，朱樹勳，莊逸洲，《醫療品質管理學》，（第 2 版）。

回溯性醫療審查與審核。但隨著醫療品質管理觀念的改變，審查小組已無法有效提升品質，醫管手法勢必需要轉型。在此狀況下，長庚醫院設立醫療品質審議委員會，確保品質能夠滿足病患的真正需要。為達此目的，該委員會全力推動「全院性品質促進計畫」，希望能有系統、有步驟、有方法、有組織地提升整個醫院的醫療服務水準與品質。

品質管理運作程序

長庚醫院推動品質管理作業時，首先建立作業標準，向相關作業人員進行宣導或提供教育訓練。其次，各部門依發展願景設定品質管制指標專案、評價目標值及品質監測計畫，分析評價品質監控的變數與目標值間的差異，檢討改善執行未臻理想的事項，重新檢視組織結構、作業標準；若有不足、不當或水準已提高，則應同步修訂作業標準或結構、指標及評價目標值，並指定負責人追蹤改善後的執行成效。

最後，品質監測結果包括指標值、目標值、實際值、採取行動及現狀問題解決情形，並逐一做成紀錄呈報存檔。具體運作程序參圖 6-2。

指標設定與修改

一、指標項目包括「外在指標」和「內在指標」。常見的外在品質指標包括醫院評鑑標準、非官方的台灣醫療照護品質指標系列（THIS）、台灣臨床成效指標（TCPI）等常見評比項目以及主管機關要求的品質管理監測指標（參表 6-3）。也有依據本院及各部、科經營管理需要，以自

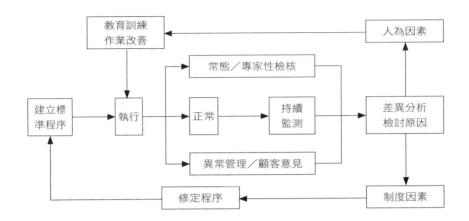

圖 6-2 長庚醫院品質管理運作程序

我考核品質提升為目的和消除異常事件而制訂的內在指標，如各院區對患者的直接及間接服務指標等。

二、參照主管機關、醫療先進同業或依照醫院自己設定的指標，必須是可量化且可被監測部門所接受。各項監測指標應在遵循相關法規及考量醫療發展趨勢的前提下，設計事前審查管制措施，透過提醒、警示、建議進行事前管制，以有效防範管理異常。

三、各部科或委員會擬設定品質指標時，應填妥「指標設定表」，經主任（主席）核簽提報院區醫療品質審議委員會審議，並經管理部初核，呈報行政中心核定後，納入醫療品質指標系統。以「門診手術患者等候手術超過 2 小時的比例」指標設定為例，指標定義說明、使用單位、制訂目的、呈現方式、管制閾值、負責監測單位及計算公式都有流程規範。（參表 6-4）

表 6-3 醫院常參與評比的品質指標系統

名稱	台灣醫療品質指標計畫（TQIP）	台灣臨床成效指標（TCPI）	台灣醫療照護品質指標系列（THIS）	地區醫院品質指標系統（TCHA）
指標內容	1. 急性照護：25 類 533 項； 2. 精神科照護：9 類 127 項； 3. 長期照護：6 類 68 項	分為綜合照護、精神照護、長期照護三類指標。 1. 綜合照護：急診照護、住院照護、加護照護、手術照護以及重點照護； 2. 精神照護：急性照護、慢性照護、重點照護； 3. 長期照護：護理之家住民照護	門診指標：17 項 急診指標：40 項 住院指標：56 項 加護指標：26 項 患者安全指標：47 項 實測階段指標 管理性指標：47 項 長期照護指標：82 項 呼吸照護指標：37 項 精神醫療指標：46 項	門診指標：30 項 急診指標：8 項 住院指標：64 項 RCW（呼吸照護病房）指標：9 項 精神科指標：11 項 管理指標：66 項 共 188 項 指標提報方式依屬性區分： 1. 健保指標：3 項（強制提報） 2. 必要性指標：共 93 項，選擇 20 項以上提報 3. 選擇性指標：共 92 項，選擇 15 項以上提報
名稱	台灣醫療品質指標計畫（TQIF）	台灣臨床成效指本示（TCFI）	台灣醫療照護品質指標系列（THIS）	地區醫院品質指標系統（TCHA）
推行年份	1999	2011	2001	2006
評估構面	過程、結果	過程、結果	結構、過程、結果	結構、過程、結果
負責單位	財團法人醫院評鑑暨醫療品質策進會（簡稱醫策會）	財團法人醫院評鑑暨醫療品質策進會（簡稱醫策會）	台灣醫務管理學會	台灣社區醫院協會

表 6-4 「門診手術患者等候手術超過 2 小時的比例」指標設定

指標名稱	門診手術患者等候手術超過 2 小時的比例	類別	□服務統計經營指標■醫療品■質服務品質□績效□研究行政□人力資源	
定義說明	門診手術患者由預約報到時間至實際手術超過 2 小時的比例	資料屬性	■門□急□住□加護□行政□其他	
使用單位	■管理部■醫務專科組■手術管理委員會□部科□單位		□結構□過程■結果	
監控原因或目的	縮短手術等候時間	負責監測單位	■手術管理委員會	
呈現方式	1. 呈現期間：■年□季■月 2. 資料下載：■全院‧院區■科別醫師別■個案數 3. 個案明細資料欄位：□看診科別■就診日期□住院科別□出院科別■病歷號□住院日期及時間□轉出日期時間□出院日期時間□出院類別□出院診斷碼□合併症碼□死亡原因■手術代碼□其他 增加「預約時間」、「報到時間」、「入手術室時間」	參考基準	評鑑基準	
		資料來源基礎	手術醫囑	
閾值或管制條件	≦ 20%	上網時點	每月 5 日	
		資料單位	%	
計算公式及內容	計算公式＝門診手術患者等候手術超過 2 小時之人次 / 當月門診手術人次			
	資料專案	分子		分母
	定義	門診手術患者等候手術超過 2 小時之人次		當月門診手術人次
	資料截取方式	分母個案中由預約報到時間至實際手術超過 2 小時，並排除遲到 (實際報到時間比預約報到時間晚 15 分鐘者) 之個案總數		當月有實際人手術室的門診手術個案總數
	資料轉出時點	每月 5 日		每月 5 日
備註	分子：OS104　　分母：OMO78			

目標值設定

　　目標值，即管制基準，一般按照比例計量或次數計量。比例計量用以測量品質可被接受的比例，如「門診手術患者等候手術超過 2 小時的比例 $\leq 20\%$」；次數計量用以了解與品質相關因素的尺度，如「門診處方籤調劑錯誤件數 ≤ 0」。

　　對重要事件、指標事件發生直接及間接影響病患生命或安全者，目標值應設定為「零」。對間接影響患者服務品質的指標，由行政中心（屬各院區一致性共通指標的目標值）或院區及單位（屬院區及單位專業目標值）參考醫護專業近 5 年文獻觀點、同儕值或院區前一年度實際值設定次年度目標值，設定原則如下：

　　一、已達目標值者，應以前一年度實際值與同儕值、醫護專業近 5 年文獻的觀點相比較，取最優值作為設定原則。

　　二、倘若當年度未達到目標值，則下一年度應沿用前一年所設定的目標值。

建立責任中心

　　依據各指標性質，呈現重點異常責任單位，向下細拆分到最基層專科，例如「14 天再入院率」、「手術傷口感染率」等拆分至專科別，「院內感染率」、「48 小時重返加護病房率」拆分至病房別。無法再細拆分的指標則是由責任中心負責，例如「72 小時重返急診」的責任中心是急診醫學科。

常態性品質監控

對於常態性作業，視作業性質及重要性擬訂週期性的品管監控計畫，至於醫院內外的突發事件，或該項指標持續 3 個月未達目標值，則擬訂專案性品管監控計畫。

行政中心於每年 12 月底會提報院區監控及檢核計畫，院區管理部除了行政中心擬訂的必要檢核項目外，應再根據院區特性及負責範圍，擬訂院區自主監控與檢核計畫，於每年 12 月底前提交下一年度的品管監控及檢核計畫呈報行政中心。而醫療品質審議委員會、相關醫務委員會、部科及執行部門，應於每年年底前提交下一年度的品管監控及檢核計畫呈報院區管理部門，以因應醫療環境變化及保障現場品質，監控檢核內容參見表 6-5。

表 6-5 長庚醫院醫療服務品質常態性、專案性監控檢核項目

項目	內容
主治醫師職務行使權檢核	1. 醫學教育委員會及各相關管理部門，每年至少一次對主治醫師職務行使權有無逾越實施檢核，以確保病患均由具備資格的醫師診治的權益，且對於依年資、經驗應可獲得某項職務行使權而未獲核准的主治醫師，或其他有關主治醫師職務行使權的核定、授受的異常項目，應檢討因應對策並呈報院長及長庚決策委員會主任委員； 2. 對於手術、侵襲性檢查及治療等項目，必須管制需具有資格的醫師方得執行，未具資格者或被核定停止獨立執行手術、侵襲性檢查及治療的項目者不得獨立執行該項醫療業務。
醫療服務作業檢核	1. 醫療品質審議委員會每年年底應安排下年度擬檢核計畫，含預定檢核的疾病、依序施行病歷診療作業執行情形與檢核進度； 2. 醫療服務作業檢核排程原則，應以專科疾病組群人數較多者、重點性流行、高危險性、高醫療成本、人體試驗階段或重點管制的疾病為優先，每年至少排定查核 4 個以上的主題，依序對各醫務專科進行檢核作業； 3.「醫療服務查核作業準則」由制度管理部門另制訂。
手術作業檢核	手術是管理委員會應每年至少一次就手術是作業流程、各項醫療設施運用、人員教育訓練及非預期不當處置等事項進行檢核，並檢討追蹤改善成效。

項目	內容
放射診療作業檢核	游離輻射防護委員會各院區分會對實施具游離輻射診療項目部門,應每年至少一次檢核安全防護設備的有效性、診療設備的維護保養與實務作業的運作狀況結果檢討改善,並追蹤改善成效。
病理組織檢核	1. 病理組織委員會依病理組織案件審查作業準則,進行解剖病理檢查結果審查,對所有切除不當或檢查結果與臨床診斷不符的異常案件進行檢討與評估,發覺手術治療異常者,應督促檢討改善,務期杜絕不必要及不完整的手術,以提高診斷及治療的正確性; 2. 病理組織委員會每年定期向院區管理部提報病理組織查核結果與患者術前診斷的符合與否的比例。
檢查／檢驗作業檢核	1. 醫事檢驗部門針對病例不符合支付制度與臨床路徑檢查、檢驗的項目,應設定電腦自動稽核作業,並納入部門品管定期監控與檢討改善; 2. 醫事檢驗部門應定期檢核院內周邊檢驗室的檢驗品質並檢討改善; 3. 醫事檢驗部門應定期查核現場單位的動脈血氧分析儀及血糖測試儀品管測試,並檢討改善; 4. 院區經營管理組應每月針對檢查陽性率作監控,對檢查結果與臨床診斷不符案例,由醫務專科每季改善提報,並納入醫療品質審議委員會列管審查。
癌症診療品質檢核	1. 腫瘤委員會每年至少應抽樣 10%的癌症個案病歷資料,審查其醫療照護過程、方法及結果,做成書面審查紀錄。審查結果及建議事項應知會個案主治醫師配合改善; 2. 腫瘤委員會每季應檢核發現有初次確定診斷為癌症,而於最近一年內曾在本院住院診療的病患時,應將此一事件及建議事項告知原主治醫師,促其注意病患的癌症徵兆,以利早期診斷與治療; 3. 腫瘤委員會每年至少針對兩項癌症的醫療照護品質檢討改善 。
醫療保險機構檢核的處理	保險業務經辦部門應每季針對遭核減案件的原因分類統計,屬內部申報行政作業所致,應深入檢討並具體改善。若為醫療保險機構檢核,認屬不適當的診療事項,則應將統計的疾病、手術處置、科別、醫師相關性等相關資料,會請各醫務專科及負責的主治醫師說明該醫療處置的必要性,提出申複或重新檢討及具體改善,並定期呈報醫療品質審議委員會,以供安排醫療檢核的參考。
住院日數管制	1. 院區管理部門每月針對病患住院日數超過管制標準或醫療費用超過設定的金額時,即由電腦出表,請主治醫師說明該病患的病情、超期住院原因及治療計畫,或需住院的必要性或需協助事項,並檢討改善呈報之; 2. 對病患住院中等候手術或檢查時間超出管制標準日數的案例,院區管理部門每 2 個月由電腦自動出表,針對逾時的案例反映管理部與業務執行部門共同探討,並提出具體改善; 3. 對於出院後 14 日內因同一疾病再度住院的案例,由院區管理部門每個月彙整,請主治醫師對非預期性住院的病患召開醫護聯合討論會,檢討病患前一次出院狀態及本次在入院的病況說明與改善。

(接下頁)

項目	內容
特殊疾病患者的治療追蹤	1. 各醫務專科對於罹患慢性疾病須追蹤治療的病患，或衛生主管機關規定應登記追蹤的疾病患者，應主動辦理治療追蹤登記； 2. 對前項所述的病患，應回診而逾期未回診者，由院區指派專人定期電腦列印追蹤信函通知病患或其家屬，促請病患盡速回診或說明病患狀況。
急診作業檢核	1. 急診處（或科）主任應每月至少抽閱一次急診病患病歷，檢核各醫師執行醫療處置的適當性與拒絕病患看診情形及緣由； 2. 急診處醫護人員對於會診醫師逾時未到達急診處，或在急診處暫留觀察、等候住院病床、等候手術、檢查檢驗等有逾規定時限的狀況時，應立即報告主治醫師，並聯絡各相關部門處理； 3. 急診管理委員會每月檢核留觀超過 48 小時、病患停留超過 48 小時、72 小時重返急診率、等候住院病床、等候手術、檢查檢驗逾時率、患者到院前心跳停止／急救後心跳恢復及未完成治療即離開的病患，以利相關部門改善。
門診作業檢核	1. 門診管理委員會每季檢核逾時看診率及病歷 X 光調閱時效； 2. 各院區管理部應每天巡查門診看診、批價、掛號及領藥等作業情形，於服務高峰期能適時進行作業調整及人力調度，檢討改善，並追蹤改善成效； 3. 院區管理部應每月檢核各醫師門診延遲結束情形，並與各科及當事醫師共同檢討改善； 4. 門診管理委員會對於就診病患的手術或治療處置後、離院後的非預期性原因轉住院病患、非病患自行取消手術與檢查等，應檢討分析是否有醫療處置不當或其他相關因素，並採取必要因應措施改善之。
會診作業檢核	急診、病房管理委員會及加護病房管理委員會每月檢核會診逾時率及逾時科別結果，請接受照會醫務專科應就逾時提出原因分析說明、研擬具體改善對策，並追蹤改善成效。
護理作業檢核	1. 部科每年應就重要護理作業項目，對全院護理人員進行認知及技能檢核，以確保每一護理人員皆具有足夠的專業知識與技能； 2. 部科應就重要照護事項，對全院各區的護理人員予以抽樣檢核各項作業並確保依規定正確執行。
病歷記載品質檢核	1. 各院區病歷管理委員會依「病歷審查作業準則」；進行病患病歷品質的審查及獎懲； 2. 每位負責診治病患的主治醫師每年至少需接受一次病歷審查，該次抽審病歷撰寫被評定較差的主治醫師，則列入次月再抽審對象； 3. 各院區應就「死亡病歷」、「意外事件」進行審查，並提報疑似紀錄缺失或醫療處置不當者，會請主治醫師說明與相關醫護人員共同研討。
院內感染防治與管制	1. 感染管制委員會應對調劑藥品、侵襲性診療使用的設備器材、病患飲食、院內飲水機等，應了解其作業執行過程及作業後，器材消毒滅菌處理過程的正確性，並每年至少一次採集一次樣本送檢；不合格者應通知受檢部門，並立即採取必要改善及預防措施，並在限期內進行複驗；若仍不合格，則應將異常狀況呈報院長，並召集相關部門人員檢討改善對策，必要時得中止該項藥品、材料或飲食的供應與設備的使用；

（接下頁）

項目	內容
院內感染防治與管制	2. 感染管制委員會每年應對院內各相關部門基層人員，實施感染預防及自我防護的教育訓練，以降低員工受感染的可能； 3. 感染管制委員會每年應對院內各相關部門的基層主管，實施感染預防及管制教育，使各基層主管人員於發現有感染病例時，或疑似有院內感染流行跡象時，能立即採取必要防護措施，以防止病患間相互感染，並針對可能的感染源進行檢驗，以盡早發現真正感染源並做更適切處理； 4. 感染管制委員會應每年至少一次，派人檢核各部科人員感染管制作業正確執行，與院內感染發生及提報情形，並輔導有關感染管制作業，定期匯總院內感染案件監控結果，分析呈報； 5. 對於須長期追蹤與尚無法治療的傳染病患者應建檔列管，遇病患就診與住院時能立即於醫囑與護理作業電腦系統顯示，以提醒可能參與照護的醫療工作相關人員； 6. 有關感染管制作業，及各項院內感染管制作業準則另訂之。
抗生素使用的監視與管制	1. 感染管制委員會應每季統計分析全院各類抗生素的使用量與用途，並統計比較各類抗生素對於細菌敏感度的趨勢，發現異常的趨勢時應立即研擬對策提報，以供臨床醫師作為用藥的參考，若其變化認有需變更抗生素的使用管制方式時，應提交藥事委員會討論決定； 2. 感染管制委員會對於手術前預防性抗生素注射時應設定管制措施，每季至少檢核一次，請各醫務專科檢討改善，並追蹤改善的成效； 3. 感染管制委員會對於手術前後不當使用抗生素狀況應設定管制措施，每季至少檢核一次，請各醫務專科檢討改善，並追蹤改善的成效。
藥品療效評估	1. 藥劑部門應就藥品的管理與使用部門，每年至少一次全面對所使用或經管藥品的療效及使用價值，實施全面檢討，研擬各項藥品的最佳使用方法，或從中發現功效不良的品項，予以淘汰； 2. 每年至少一次對於病患用藥會產生的過敏、藥物錯誤、常備藥與管制藥品使用等進行檢核作業，並檢討藥物使用的適當性，依法令規定與本院的醫療處置標準設定其管制措施。
急救作業檢核	1. 麻醉部會同患者安全委員會執行祕書，每年至少實施一次「999」急救作業演習，以了解急救動員與急救時效及急救設備、儀器與物料運作的狀況，演習結果與檢討改善情形應提報患者安全委員會審議； 2. 病房管理委員會每年應檢核「999」，急救後，病房醫護聯合討論執行狀況，以確保患者安全。
加護作業檢核	1. 加護病房管理委員會每月檢核 48 小時重返加護病房，及非醫囑管路移除的品質指標，以利相關部門檢討改善； 2. 加護病房管理委員會應定期檢討修訂加護病房業務工作標準，以及轉入轉出條件，並修改相關作業規範或作業手冊。

資料來源：楊漢湶、朱樹勳、莊逸洲，《醫療品質管理學》（第 2 版）。

對於超出管制基準的指標即為異常事件，由電腦自動稽核，如發現異常，電腦系統自動立案，並自動用電子郵件通知負責部門主管，告知異常指標項目、月份、實際值、基準值、案號及應回覆日，部門主管需在「指標異常說明表」中輸入原因分析及改善措施。

各院區及部門於異常發生後，應深入檢討、分析原因、研擬具體改善措施及追蹤成效，並於時效內完成口頭及書面提報。行政中心接獲訊息時應主動了解與關懷、協助處理，並檢討改善及後續檢核追蹤。對異常或意見反映發現的重大異常事件，應視異常發生原因、所造成影響及損害程度，對責任人員依「人事管理規則」施予懲處。

院區各月指標異常案件的銷案，由院區品質管理人員在醫療品質審議委員會主席核簽完成的異常說明表輸入結案日期。院區連續 2 個月異常的案件銷案須呈院區院長核閱，由院區品管人員依據核簽完成的異常說明表輸入結案日期。院區連續 3 個月異常的案件銷案應呈送行政中心，由行政中心依據核簽完成的異常說明表輸入結案日期。

案件銷案逾期時，應以電子郵件跟催部門主管，逾期天數及跟催人員如下：

一、第一次（預定完成日加 3 個工作日）跟催經辦部門主管；

二、第二次（預定完成日加 6 個工作日）跟催經辦部門一級主管（持續通知經辦部門主管）；

三、第三次（預定完成日加 9 個工作日）跟催醫管部主管（持續通知經辦部門主管、一級主管）；

綜合上步驟，長庚醫院逐步形成了一整套品質管理指標資訊化管理作

業系統。（參圖 6-3）

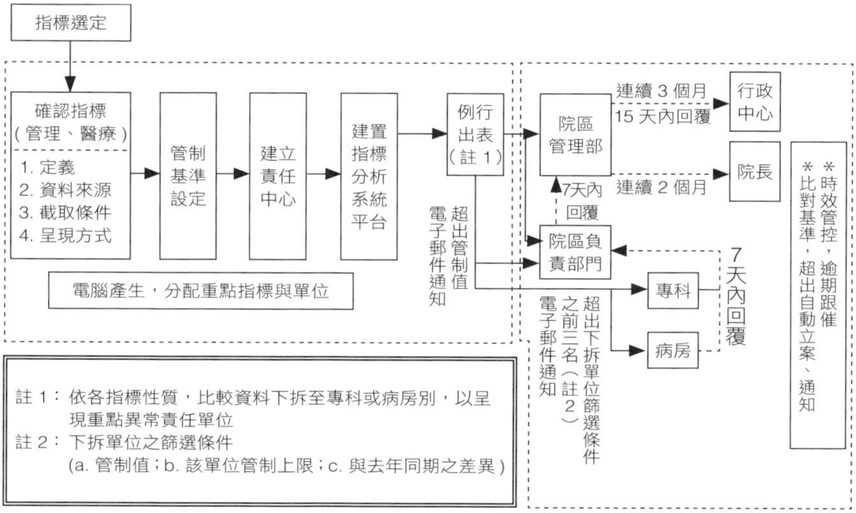

圖 6-3 指示信息化管理作業關聯圖

顧客意見的調查與處理

　　如何讓病患獲得滿意的醫療照護，是醫院追求的最基本目標，病患意見是醫院自我反省與檢討的重要資訊來源之一。近年來，許多醫院熱衷於顧客滿意度調查，希望從調查中可以發現病患不滿意的地方，但問卷調查法不盡理想，其中最受人詬病的地方在於問卷題目是問卷設計者自己認為病患想要表達的，不一定能真正反映病患或家屬的真正想法。若想真正獲得顧客對醫院服務滿意度的意見，問卷調查的模式須經過縝密的設計與思考，並且經過多次測試後才能執行，然而這可能需耗費醫院大量的人力與物力等資源。

　　為了維繫並鞏固既有患者群、贏得並發展新患者，同時增進患者的忠

誠度和利潤貢獻，長庚醫院於是借鑑「企業客戶關係管理」（Customer Relationship Management, CRM）的管理經驗，並融合醫院業務的行銷特色，建立「以患者為中心」的醫院 CRM 體系。

其核心思想是透過與患者的「接觸」，收集患者的資訊、意見、建議和要求，並且深入分析，為患者提供完善的個性化服務，從而提高醫院整體的競爭力、優化經營模式。醫院 CRM 帶來的不僅是患者人數的上升，更重要的是有助於醫院培養忠實的優質客戶（患者群）。

為此，長庚醫院建構了院長信箱、意見反映專線電話、電子郵件、全院性問卷調查等多方機制或通道，讓病患或家屬可以主動向院方表達意見，各院區管理部設置專人負責後續檢討與追蹤由行政中心定期查核是否確實依照「院長信箱案件處理作業準則」規定辦理。有關長庚醫院「顧客意見」的處理流程參見圖 6-4。院長信箱處理案例參見附錄二。

顧客意見收集

一、院長信箱：各院區於醫療作業公共區域，例如每一樓層明顯處或人員流動頻繁處，至少設置一個院長信箱，提供「院長信箱意見反映表」（參圖 6-5）。

二、意見反映專線電話：各院區設置病患投訴意見專線電話，指定專人在上班時間（含午間休息）接聽電話，解答投訴人的疑問或收集處理其反映意見，對於無法當場說明的事項，轉請相關權責部門處理並納入院長信箱案件管理作業。

三、電子信箱：行政中心於醫院網站設置電子信箱，供各院區收集病患及員工對醫院服務意見。

四、全院性患者滿意度問卷調查：各院區管理部就院區的整體醫療

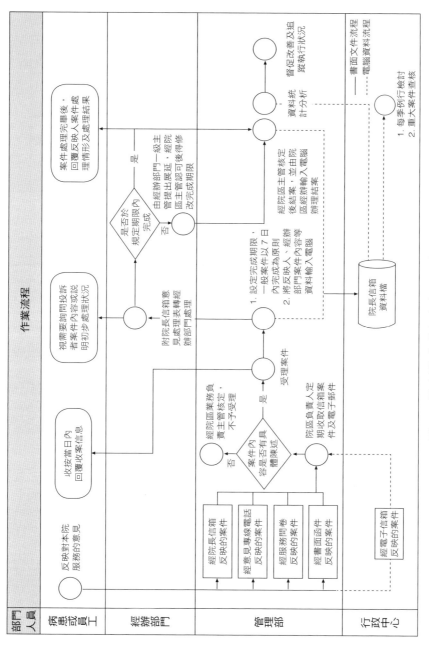

圖 6-4 長庚醫院「顧客意見」處理流程

長庚紀念醫院 院長信箱意見反映表

文件編號：_____
經辦部門：_____

（請於以下空白處書寫您的意見或反映事項發生的地點、時間或人員及聯絡訊息後，投入信箱或寄本院管理部收。若需協助請撥院內分機 3456，或撥總機 _____ 協助轉接。）

反映日期 _____ 年 ____ 月 ____ 日
姓名 _____ 電話（ ）_____ e-mail_____
通訊地址 _____
（為能有效並迅速回應您的寶貴意見，請留下聯絡方式）

圖 6-5 院長信箱意見反映表

（住院、門診、急診）服務滿意度進行調查（參圖 6-6）。每季分析調查結果並檢討改善，將病患反映或建議事項納入院長信箱作業管理。

■ 案件收案與登錄

一、以書面或電子信箱反映的案件：各院區專人定期（各信箱每週至少應收取兩次；電子信箱每天至少應收信一次並列印內容）收取各院長信箱內案件。院區經辦人接獲後，無具體陳述的案件須呈報負責部門一級主管核定後才能結案，不得因反映人未具名而拒絕受理。案件受理後，經辦人於當日以電話回覆，並記錄回覆情形。留有電子郵件者以電子郵件回覆。經辦人在受理案件後，應立即輸入電腦建檔，並呈請主管指定承辦部

住院病人滿意度問卷

親愛的病友您好：

　　本院為提高服務品質，懇請您利用幾分鐘的時間，填寫這份問卷。以下的問題，請您就本次住院經驗作答，若有不適用的題目，則請勾選「不清楚／沒接觸」欄；如非病人親自填答者，請以病人的意見作答。為保護您的權益，本問卷將由專人處理，問卷內容均予保密。感謝您寶貴的意見。

　　敬祝　健康愉快

長庚紀念醫院 敬上

病人出院日期：＿＿ 月 ＿＿ 日

就診院區：□基隆□情人湖□台北□林口□桃園□雲林□嘉義□高雄

	非常同意	同意	普通	不同意	很不同意	沒接觸	不清楚／

醫師服務

1. 醫師注意傾聽您的問題　□□□□□　□
2. 醫師仔細診察您的病情　□□□□□　□
3. 醫師清楚解釋您的病情　□□□□□　□
4. 醫師診療時尊重您的隱私　□□□□□　□
5. 醫師清楚說明對您的治療計畫（如進行哪些檢查、治療）　□□□□□　□
6. 當您反映不舒服，醫師能適當處理　□□□□□　□
7. 您的主治醫師平時每天都到病房探視您？□①是□②否□③不清楚／忘記了
8. 若有執行手術或侵入性處置，請回答以下問題：
　8-1 醫師執行前會親自向您或您的家屬說明？□①是□②否□③不清楚／忘記了
　8-2 手術前，醫師會和您確認及標示手術部位？□①是□②否□③不清楚／忘記了

護理服務

9. 護理人員對您照護專業細心　□□□□□　□
10. 護理人員態度和善有禮　□□□□□　□
11. 按呼叫鈴後，護理人員能及時處理　□□□□□　□
12. 出院前，護理人員清楚對您說明返家自我照護事宜　□□□□□　□
13. 護理人員每次給藥或注射前有確認您的名字？□①是□②否□③不清楚／忘記了
14. 護理人員每次給藥時說明藥物作用和注意事項？□①是□②否□③不清楚／忘記了
15. 護理人員清楚說明安全防護措施（如預防跌倒、管路滑脫）？□①是□②否□③不清楚／忘記了

行政服務

16. 辦理住、出院手續方便迅速　□□□□□　□
17. 辦理住院手續及出院收費人員的態度和善有禮　□□□□□　□
18. 病房書記態度和善有禮　□□□□□　□
19. 接送檢查或手術的轉送人員態度和善有禮　□□□□□　□

綜合評價

20. 整體來說，您對本院病房環境設施感覺滿意　□□□□□　□
　若有不滿意，是哪方面不滿意？＿＿＿＿＿＿＿＿＿＿＿
21. 如有他人需要住院服務，您會推薦本院嗎？□①是□②否
22. 如果要為本次住院經驗打分數，您會打幾分（滿分為 100 分）？ ＿＿＿ 分

（接下頁）

圖 6-6 長庚醫院住院患者滿意度問卷

您認為本院住院服務，最需加強的部分是什麼？請於不滿意的專案打「Ｖ」，並詳述之。

☐ 醫師服務

☐ 護理服務

☐ 行政服務

☐ 環境設施

☐ 其他

※ 對於上述事項，如同意我們與您進一步聯絡，請留下您的聯絡資料：

　　姓名：　　　　　電話：(０　　)　　　　　地址：

您的基本資料

1. 本份問卷是由　　☐①病人本人填寫☐②親友代填

2. 病人年齡　　　　☐① 18 歲 (含) 以下☐② 19 歲 -39 歲☐③ 40 歲 -59 歲☐④ 60 歲以上

3. 填寫人年齡　　　☐① 18 歲 (含) 以下☐② 19 歲 -39 歲☐③ 40 歲 -59 歲☐④ 60 歲以上

4. 填寫人性別　　　☐①男☐②女

5. 主要住院科別

內科	☐ 11 一般內科	☐ 12 胃腸肝膽科	☐ 13 呼吸胸腔科	☐ 14 血液腫瘤科
	☐ 15 腎臟科	☐ 16 新陳代謝科	☐ 17 心臟內科	☐ 18 風溼過敏科
	☐ 19 感染科	☐ 1x 其他		
外科	☐ 21 一般外科	☐ 22 心臟外科	☐ 23 神經外科	☐ 24 小兒外科
	☐ 25 整形外科	☐ 26 泌尿外科	☐ 27 骨科	☐ 28 直肛外科
	☐ 29 外傷科	☐ 2x 其他		
其他	☐ 31 小兒內科	☐ 32 家醫科	☐ 33 婦產科	☐ 34 眼科
	☐ 35 耳鼻喉科	☐ 36 牙科	☐ 37 神經內科	☐ 38 皮膚科
	☐ 39 復健科	☐ 3a 疼痛科	☐ 3b 中醫	☐ 3x 其他

問卷填完後請交回護理站或投入出院繳費櫃檯或藥局前問卷回收箱、

院長信箱或利用回郵信函寄回，謝謝。

若需要與我們聯絡，請撥各院區總機轉專線 3456，各院區總機為：

基隆：02-24313131　　　台北林口：03-3281200　　　桃園：03-3196200

雲林：05-6915151　　　嘉義：05-3621000　　　高雄：07-7317123

或上網反映您的意見，本院網址：http://www.cgmh.arg.tw

謝謝您的協助，長庚醫院祝您健康平安

折　　　　　線

105

台北市敦化北路 199 號

長庚紀念醫院 收

廣告回信
台灣北區郵政管理局登
記北台字第 9079 號
郵資已付免貼郵票

行政中心

長庚紀念醫院　99.6 修訂

圖 6-6 長庚醫院住院患者滿意度問卷

門、案件等級與預定完成日期，將各項相關資料輸入電腦。

　　二、以電話反映的案件：經辦人接獲電話反映的案件時，將反映人、反映事件內容、處理結果等資料輸入電腦。無法於電話中說明及處理的案件，應於隔日列印，比照院長信箱的案件處理。

　　三、重大案件通報：對於特殊身分如主管機關、媒體等反映的事項，經辦人應立即報告主管並立案追蹤。院區主管評估該反映事件有影響醫院形象之虞者，應即時通報事件所屬的行政中心機能部，機能部組長應專責處理，並於當日內口頭向各相關主管報告，3 日內以書面方式將處理結果呈報主任。

■ 案件處理

　　一、收案後處理：經辦人將案件轉送承辦部門處理，並促請於規定期限內完成。承辦人受理投訴案件後，應清楚了解事實經過，必要時應向投訴者查詢、確認，或說明初步處理情形。承辦人要在 7 日內將案件發生原因與處理對策填「院長信箱意見處理表」（參圖 6-7），經主管核實後送回院區負責部門。

　　二、結案、展延與跟催：案件處理結果經呈報院區主管核定結案者，經辦人將處理結果輸入電腦結案。對於主管批示仍需後續處理的案件，經辦人應輸入待追蹤案件，並追蹤承辦部門處理進度及成效。

　　承辦部門未能於規定期限內處理完畢的案件，得由一級主管申請展延，經院區主管認可後，展延完成期限。院區負責部門對逾期未結案件應定期列印跟催單，督促承辦部門盡快處理。承辦部門應於 3 日內說明延遲原因、擬訂處理對策及預定進度。

　　三、案件處理結果回覆：案件處理結束後，承辦部門應以電話、書面

文件編號：＿＿＿＿＿＿

長庚紀念醫院　院長信箱意見處理表

經辦部門		預定完成日期	年 月 日

收件初步聯繫：□已告知收件（□告知本人、□留言、□協請轉達、□ e-mail）
　　　　　　　□無法聯繫　　　聯繫人　　　日期　　/　　/

原因與處理對策：

案件處理後回覆反映人：
1. 已電話回覆（　/　/　）2. 函覆（擬稿如附）3. 其他＿＿＿＿＿＿
　　　　　　　YY / MM / DD

教案製作：
□否　□是，編寫負責人＿＿＿＿＿＿，應完成日期＿＿＿＿＿＿

批示	管理部

圖 6-7 院長信箱意見處理表

或電子郵件回覆投訴反映人。擬以書面或電子郵件回覆者，內容應呈報院長級主管核准。

四、銷案：院區管理部或經辦部門經了解案情，如果確認反映內容不屬實，得呈報管理部主管核定後予以銷案。但該反映案件仍應依規定保存管理。

■ **教育培訓**

經辦部門對於主管批示應製作教案者，應於交辦期限內完成教案製作並培訓員工，把教案和培訓紀錄呈報院區主管（參圖6-8）。屬於共通性問題者，管理部統籌辦理教育訓練。

■ **改善與管理**

一、案件檢討與改善追蹤：部門主管應監控投訴案件（包含負向案件、純建議案件）發生情形，落實檢討改善並追蹤成效；對於重複發生案件應檢討原因是否具有共通性、是否為系統性或人為異常，若為系統性異常應提報具體改善方案，避免相同異常再次發生；若為人為異常，主管應予教育輔導。

管理部每月均應就上月投訴的案件，統計分析負向與純建議案件類別的發生趨勢、同一部門同類案件重複發生及相同人員被投訴情形，並召集有關部門逐一檢討追蹤改善、製作教案與教育培訓，務求徹底改善，避免相同異常再次發生。

管理部每季應監控各類案件發生趨勢，匯總負向案件發生類別最多的前三項負向案件、同類案件被投訴超過三件的部門，把涉事部門改善進度與成效，提報所屬的行政中心機能部，機能部應審核評估其改善措施與成

設計單位：	教案名稱：	
設計者：		
院信投訴案件編號（摘要另列如附）：		
設計理念：	訓練目的：	
訓練對象：	訓練時間：	
訓練內容與流程：		
課後評價方式：		
單位者管核實：		經辦
訓練情形紀錄		
舉辦單位：	舉辦地點：	訓練時間起迄：
參加人員簽到：		
訓練情形摘要與檢討：		
課後評值結果：		
院區主管核實	單位主管	經辦

圖 6-8 長庚醫院教案與訓練紀錄參考格式

效，做成建議呈報。

　　二、指標監控：行政中心應訂立管理指標，未達閾值的院區或部門應提報專案檢討，依案件類別呈報行政中心有關機能部。

　　三、抽查與稽核：行政中心各機能部每年應就機能所轄範圍發生的案件量，進行分析評比，並檢核改善情形匯總呈報主任。

　　四、管理：為保護投訴人權益，未經主管核准，所有投訴案件的經辦、處理人員一律不得將相關資訊透露給第二人。案件經處理結案後，應存檔至少 3 年，並須經院區主管核准後始得銷毀。

人員考核

　　院長信箱案件經查屬人員疏失，應列入年度個人考核參考；年度遭投訴超過 3 次，管理部應介入了解，視情節嚴重程度提報相關委員會議處。

第三節　持續性品質改善

品質改善工具

　　長庚醫院的持續性品質改善是指透過不斷選擇改善主題，採取各種管理改善工具，切實做到各項作業流程合理化，在提升醫療品質同時，也注重降低成本。基本作業程序如下：

　　一、依重要或優先程度選定改善議題；
　　二、視主題涉及範圍及影響層面邀組團隊成員；

三、確定主題屬性，釐清改善議題的現狀與希望達到的結果，考量改善的重點方向；

四、衡酌主題屬性與改善方向，決定改善進行時主要應用的工具（常用品質改善工具及選用時機，參見表6-6）；

表 6-6 常用品質改善工具選用要領

改善工具	選用時機	主要結合手法
品管圈／醫品圈	例常性問題分析與解決或重要課題探討與達成	品管手法與創意思考法等
流程管理／流程改造	作業效能提升與時間縮短（顧客價值創造）	流程圖繪製、流程程式圖法與顧客需求調查等
標竿學習	學習最佳實務以謀求突破性改變	觀摩交流、實地訪談與分組研討等
專案改善	針對特定議題進行探討，並提出解決方案	特性要因圖法、決策矩陣分析等
根本原因分析	重大個別事件原因分析以及系統改善	時間序列表、原因樹與屏障分析等
失效模式與效應分析	高風險流程（系統）潛在危害分析與失效預防	風險指數評估、決策樹分析與防誤法等

五、按各使用工具步驟選用相關方法，必要時可另結合其他輔助改善工具。

多年來，長庚醫院陸續採用了依據「全面質量管理」（Total Quality Management, TQM）理念的各項品管技術與工具，包括：品質改善小組（Quality Improvement Team, QIT）、品管圈（Quality Control Circle, QCC）、根本原因分析法（Root Cause Analysis, RCA）、醫療失效模式與效應分析（Health care Failure Mode and Effect Analysis, HFMEA）、提案制度小組、5S（整理、整頓、清掃、清潔、教養）、國際標準組織（ISO）以及業務流程管理（Business Process Management, BPM）等。這

表 6-7 長庚醫院推行品管相關活動一覽表

品質管理 方法	開始時間	負責人	內容
提案制度	1984.01	院區院長室二級主管	對人員合理化、工作方法、工作效率、服務技術或品質、工作安全衛生、用料、滯料利用、成本降低等範圍提出改善，提案改善有成時，依成果評等核發獎金。
醫療行為查核	1985.07	副院長	於院長室設立查核小組，負責查核各項醫療處置暨照護過程與相關病歷紀錄，從中發覺某一醫療行為有不符標準之處，或各項治療處置標準尚有修訂空間，甚至未建置作業標準而有其必要性等，即須提醒相關的醫護與行政人員注意改善。各部門對於經查核所發現的缺失，應立即做整體的檢討、改善，並向部門內醫護人員宣導。查核小組應於一定時期內對不符標準專案實施複查，追蹤其改善成果後呈報。
臨床路徑	1995.12	執行祕書（醫務專科組二級主管）	配合論病例計酬推行，要求相關發生單位提報該項臨床路徑，並由各科種子醫師，將臨床路徑項目建立範本於各科電腦醫囑系統中，供醫師開立醫囑時參考。未配合單位，由副院長提報院長督導改善。非論病例計酬項目則未強制執行。
品質保證	1996.01	院長室主辦級人員	品質保證計畫書中，須明確各部門重要照護（服務）範圍、制訂重要品質指標並設立部門品管聯絡人（醫療科須主治醫師級以上人員、醫技護理行政單位需為二級主管以上人員）為品管活動聯絡窗口。各部門品質保證計畫須經各單位主管核簽，送經醫療品質審議委員會主席核定後執行。各部門須定期（每月／季）提報指標監測結果與改善措施，醫療品質審議委員會透過每月部門指標監測結果與改善措施監督其執行狀況。對於長期管理成效不彰的專案，由品管人員機動成立專案稽核。專案稽核成果須提報醫療品質審議委員會審議並責成改善建議後，呈報院區行政主管與院長核定，促請部門配合改善。
品管圈	1998.07	院長主辦級人員	明文規定須依單位別成立品管圈至少一圈，並提報院長室登錄品管圈名與圈數。各品管圈每月至少召開 2 次以上圈會，並須製作會議紀錄存查。題目自選，但須切合降低成本、提升效率、提升安全、增加病患滿意度等品質改善目標。每年舉辦品管圈教育訓練研習會，加強各圈運用 QCC 手法改善能力。定期舉辦成果發表會，獎勵優秀圈組，圈與圈之間設有互相觀摩標竿學習機會。

些方法不斷被引進各個分院，提高了全醫院的醫療與服務品質，節省成本，改善了行政效率，並在無形中樹立了良好形象。長庚醫院繼承了台塑企業的品質管理理念及方法，堅持推行品管活動，參表 6-7。

　　以下就舉「品管圈」、「根本原因分析法」、「醫療失效模式與效應分析」三種持續性品質改善的工具為例。

■ 品管圈

　　長庚醫院從 1988 年起參照台塑企業品管圈制度開始實施品管圈管理活動（品管圈管理也被稱為「小集團管理」），輔以獎勵措施，強調員工自主管理、改善創新，而不僅是要求員工完成既定任務。

　　長庚醫院的品管圈活動按照「目標管理循環」（PDCA）[2] 的相關內容實施，根據不同品質改善類型採取以下步驟，參表 6-8：

表 6-8 不同品質改善類型的品管圈實施步驟

步驟＼類型	問題解決型	課題達成型	對策實施型	預先防範型
計畫	（一）主題設定			
	（二）計畫擬訂			
	（三）現狀把握	（三）課題明確化	（三）現狀把握	（三）改善機會發覺
	（四）目標設定			
	（五）解析	（五）方策擬訂	（五）對策方案確立	（五）對策應用及展開
	（六）對策擬訂	（六）最適策追究		
執行	（七／六）對策實施及檢討對策計畫／實施情形／成效檢討／處置			
檢討	（八／七）效果確認			
處置	（九／八）標準化			
	（十／九）檢討改進			

一、組圈

院區各單位依管理部公告的年度品管圈活動日程，每年 3 月底前提報各品管活動圈活動計畫至管理部備查。醫師、醫技、行政單位以科（系）、課為單位，護理部以護理科組為單位成立品管圈，每圈以業務相關人員 7 至 12 人為宜。

品管圈依上述原則組成，各圈組成應包括輔導員，由圈員推選圈長，並依「品質改善歷程」（QC Story）實際運作。

二、教育訓練

各院區教育訓練由院區管理部統籌規劃，包括邀請專家演講與優秀活動圈標竿學習等。為提升院內圈員活動能力及培養院內種子教師，另行專案提報參與院外訓練機構的相關訓練課程。全院性教育訓練要求各圈輔導員及圈長必須參與，圈員視為工作日鼓勵參加學習。

三、圈活動暨成果發表

各圈須提出年度品管圈活動計畫（包括活動主題、預定進度、預期效益）；醫師類人員可依專科醫療品質計畫擬訂主題，圈活動結束後須提交成果報告。各圈應每月定期開會，視工作性質及主題難易增減，可由輔導員、圈長及圈員共同決定開會頻率，每次以 30 至 60 分鐘最適當，討論後並做成會議紀錄存查。

每期活動結束後，必須把活動的經過整理為成果報告書，內容包含圈的介紹、上期活動追蹤、主題選定、活動計畫擬訂、現狀把握、目標設定、解析、對策擬訂、對策實施與檢討、效果確認、標準化、效果維持、檢討與改進及下期活動主題。

2　目標管理循環（PDCA），又稱「戴明循環」，即由「計畫」（Plan）、「執行」（Do）、「檢查」（Check）、「行動」（Action）4 個步驟構成的一套管理流程。

四、獎勵措施

為促進基層人員積極參與品管圈活動，各圈依年度品管圈活動計畫或專科醫療品質計畫經管理部審核後，可申請活動經費，並可向醫療品質審議委員會申請暫借款，於撥款後 15 日完成沖銷作業。參與品管圈活動的主治醫師醫療品質項目科內積分，比照病歷優良主治醫師給予獎勵。主治醫師因參與品管圈會議而耽誤門診開診者（控制在 15 分鐘寬限時間內，若超過時間應具體說明上述原因），納入看診遲到免罰扣範圍。

為鼓勵行政、醫技及護理類品管圈跨單位組圈，長庚醫院鼓勵該圈邀請主治醫師一位以上（含）共同參與圈活動運作，除申請活動經費外，額外補助獎勵金。全院性決賽獲取前六名者，分別給予獎勵。

以桃園院區「安心圈」為例，桃園長庚醫院院區開展以「安心圈」命名的品管圈活動，意義在於透過專業健康檢查，打造讓顧客安心的診療環境。護理部臨床護理組健診中心 8 人在 2004 年 9 月 1 日到 2005 年 2 月 24 日成立「安心圈」，圈會採取每週一次，每次 30 至 60 分鐘。具體活動執行如表 6-9。

■ 根本原因分析法

根本原因是一個隨機因素，如果這個隨機因素得到糾正或被剔除，將可以阻止類似情況的再次發生。根本原因是潛在的原因，如果能被有效識別，管理者就可以對其進行控制，並制訂出有效糾正措施。

根本原因分析（Root Cause Analysis, RCA）是一項結構化的問題處理法，用以逐步找出問題的根本原因並加以解決，而不僅僅關注問題的表相。進行根本原因分析的核心價值是分析者著眼於整個系統及過程面，而非個人的咎責，找出預防錯誤的工具與方法，避免類似異常事件再發生，

表 6-9 桃園分院「安心圈」活動

Plan（計畫）	主題選定：從顧客、工作人員和醫院方面考量，圈員以頭腦風暴法將單位內的問題，經必要性及圈實力（該圈有無解決能力）進行評估後選定活動主題。 顧客方面：確保受檢顧客檢查過程中的安全提高受檢顧客對健檢服務的忠誠度提高受檢顧客對健檢服務的滿意度。 工作人員方面：避免檢查過程中造成工作人員的傷害、提供內在顧客在工作環境的安全性。 醫院方面：配合醫院病患「安全年」政策推廣，以提升病患安全、避免感染發生，減少成本花費及確保醫院服務品質。 選定以下活動主題： 1. 提升健康檢查顧客受檢安全； 2. 建構健康檢查侵入性檢查前告知完整性； 3. 提升健康檢查報告完整性； 4. 提升客制化主動服務滿意度。
	計畫擬訂：健檢中心介紹（流程圖）、檢視內部環境安全措施（細目表）、健檢顧客滿意度調查（問卷調查法）、工作人員對傳染病隔離照護認知程度調查（問卷調查法）、健檢顧客具傳染性疾病個案件數調查（回溯法）。
	課題明確化： 工具：1. 傳染病個案電腦警訊提示功能；2. 增加健康狀況問卷表的傳染病篩檢內容流程，3. X 光篩檢時間；4. 傳染病啟動防護時效。 工作人員：5. 工作人員對傳染病個案隔離照護認知程度。
Plan（計畫）	目標設定： 1. 傳染病個案電腦警訊提升功能：由改善前的 0 提升為 100%； 2. 增加健康狀況閱卷表的傳染病篩檢內容：由改善前的 0 提升為 100%； 3. X 光篩檢時間：由改善前 75 分鐘提升為 35 分鐘； 4. 傳染病啟動防護時效：由改善前 X 光檢查後 20 分鐘提升為 50%，為 X 光線檢查後 10 分鐘； 5. 工作人員對傳染病個案隔離照護認知程度：認知由改變前 85%，提高為 100%。
Plan（計畫）	方策擬訂： 1. 傳染病個案電腦警訊提示功能 　攻堅點：傳染病病史警訊資訊化（如請資管處建立電腦警示系統、教育訓練） 2. 增加健康狀況閱卷表的傳染病篩檢內 　攻堅點：宣導註記傳染病個案（如檢討修訂健康狀況問卷表內容完整性） 3. X 光篩檢時間 　攻堅點：健康檢查程式標準化；（如訂定健康檢查流程） 4. 傳染病啟動防護時效 　攻堅點：健康檢查程式標準化；（如跨部門協商改善對策，檢討健康檢查流程） 5. 工作人員對傳染病個案隔離照護認知程度 　攻堅點：讓人員完全了解傳染病個案健檢隔離照護準則（如舉辦在職教育）。

Do （執行）	最適策實施：就目標設定的五項方策，以 P（對策）、D（改善重點及過程）、C（確認）、A（評價）方法執行。	
Check （檢查）： 效果 檢討	有形成果： 1. 健檢傳染病個案電腦警訊提示目標達成率 100%； 2. 健康狀況閱卷表傳染病篩檢執行率 100%； 3. X 光篩檢時效達成率 112.5%； 4. 傳染病啟動防護時效達成率 170%； 5. 工作人員對傳染病個案隔離照護認知達成率 100%。	
	無形成果： 1. 團隊精神上升； 2. 促進腦力開發； 3. 溝通協調能力上升； 4. 活動信心上升； 5. 增加責任榮譽感。	
Action （行動）： 自我 評價	自我評價 1. 本期活動檢討與展望：如圈的運作發表踴躍、方案擬訂全員 brainStorming，但手法尚未熟練。 2. 活動參與問題：每組負責護士皆服務 5 至 6 位受檢者，當受檢者疑似傳染患者時，無法就近在一個獨立空間內詢問相關病史，以致無法確實做到受檢者隱私的維護。	
	下期主題選定： 1. 主題選定：提升健康檢查受檢侵入性檢查告知完整性； 2. 選題理由：要做就做最好的，提高顧客滿意度的先決條件，必須先與顧客建立良好的互動關係。因此在健檢過程中，顧客被告知的權益是件重要且不可忽略的事。	

最終訂出可行方案，營造安全文化。

最常使用的根本原因分析法有以下幾種：事件—導致事件發生因素分析法、變化分析法、障礙分析法、管理監督和風險樹分析法、人力績效評估分析方法、Kepner-Trgeoe 問題解決和決策制訂方法。各種分析法都有其自身的特點和適用範圍，最常用的是事件—導致事件發生因素分析法，產生的分析圖被稱為因果圖，又稱魚骨圖。因果圖描述了一系列導致事件發生的任務或行動及周圍環境的時間序列。

王永慶在台塑企業推行的午餐匯報會制度其實就是 RCA 精神的一種

體現。每次午餐匯報會時，匯報主管總會被王永慶不斷層層追問，直至找到引發問題的最根本原因為止。台塑企業的單元成本分析法也可視為是 RCA 的應用表現，即發現異常後，採取魚骨圖法，用抽絲剝繭的手法一層層追蹤下去，直至找到異常發生的原因，並據此採取改善對策。

　　長庚醫院成立以來，始終堅持把 RCA 作為患者安全管理的例行方法和工具，執行步驟參表 6-10（或見附錄三）。

表 6-10 根本原因分析法（RCA）執行步驟

階段	內容
第一階段	□組成小組　□情境簡述　□收集相關資訊
第二階段	□確認事件發生的順序先後　□辨識近端原因　□列出近端原因 □在收集資料以佐證近因　□針對近因做即時介入
第三階段	□列出相關的組織及系統　□從系統因數中篩選根本原因 □確認根本原因間的關聯
第四階段	□找出風險降低的策略　□產生改善行動　□評估所提議的改善行動 □設計改善行動　□確保改善行動可接受性　□行動計畫的執行 □發展計畫成效的測量方式　□評值改善措施的成果 □執行評值後的修正　□傳達改善的成果（提交報告）

■ 醫療失效模式與效應分析

　　隨著醫學專業分工愈來愈細，醫療救護不再是某個醫師的責任，而是龐大醫療體系中，由各專業醫療人員運用多種藥物、材料、設備等，按照一定管理流程，協力合作形成的一個錯綜交識的服務體系。

　　由於「人都會犯錯」及醫療體系的複雜性，醫療過程不可能是一項零錯誤、零風險的服務。讀錯檢驗報告、誤診、藥物混淆等在各地醫院每天都會發生。美國每年因醫療事故而死亡的人數在 4.4 萬至 9.8 萬人。英國國家健康照護機構（National Health Service, NHS）推論每年發生的醫療

事故可能多達 85 萬件。美國的一項研究顯示，每年發生的幾百萬件醫療錯誤中，可以預防的占 70%。這項研究結果說明，醫院事先使用正確的風險管理方法雖不能完全避免醫療風險，卻可將醫療傷害的發生機率降到最低。

失效模式與效應分析（Failure Mode and Effect Analysis, FMEA）是一種預防式風險管理法，強調運用系統分析工具檢討各流程中應有的功能，採取團隊運作的方式，逐步偵測系統、過程、設備、物料、資訊及人為造成的潛在失效模式及可能的影響結果，目的在於防患未然、設計屏障、降低損害，主要目標是要發覺可能會出錯的地方，推測一旦出錯的嚴重性以及哪裡需要修正以避免事故發生等。

2003 年，美國醫療衛生機構評審聯合委員會（Joint Commission on Accreditation of Healthcare Organization, JCAHO）已將醫療失效模式與效應分析（Health care Failure Mode and Effect Analysis, HFMEA）正式列為醫院患者安全與風險降低作業的標準。近年來，HFMEA 作為改善高風險流程、減少醫療事故的一種有效工具，已被許多醫院所採用。

HFMEA 融合了企業確保產品品質的失效模式與效應分析（FMEA）、危害分析及重要控制點（HACCP）以及根本原因分析（RCA）的優點，有助於優化醫療流程，降低醫療風險，保證患者安全。長庚醫院基於「預防勝於補救」，積極推廣 HFMEA，將患者受傷害的機會與程度最小化。

不同於 RCA 事後檢討的作業方式，HFMEA 是針對高風險醫療項目，由跨部門小組繪製流程圖，找出失效模式、原因、嚴重度、概率等，再由決策樹判斷是否需要改善，並定期評估改善措施的實施效果，達到預防醫療事故發生的一種前瞻性、預應式醫療風險管理工具。執行 HFMEA 的基本內容可分為以下五個步驟：

步驟一：評選可能發生高風險事故的醫療作業流程；

步驟二：選派適當的團隊工作人員；

步驟三：界定流程地圖；

步驟四：HFMEA 表格化並系統分析；

步驟五：執行 HFMEA 後續跟催作業。

　　基於醫療作業特點，HFMEA 使用企業 FMEA 的影響程度、發生頻率等評估系統流程，借鑑 RCA 危害評估矩陣、嚴重度評估等準則和食品系統安全行業 HACCP 的決策樹、危險點控制方法，透過 PDCA 循環評價成效，可以在事前將可能發生傷害風險降為最低，非常適合用來改善醫療流程。

參考文獻

1. William Edwards Deming (2003)，《戴明論品質管制》，海口：海南出版社。
2. 莊逸洲、吳振隆（1993），〈持續性品質改善（CQI）理論及實證研究——以長庚醫院醫療供應作業改善為例〉，《中華衛志》，第 12 卷，第 33 集，頁 291-311。
3. Kirk Roey (1992), *The Big Picture*：*Total Quality Management and Continuous Quality ImprovementJournal of Nursing Administration*，22(4), pp.24-31.
4. 游漢明、詹錦宏（2008），《向台塑學追根究柢》，台北：遠流。
5. 長庚醫療財團法人（2011），《院長信箱案件處理作業準則》。
6. 台北、林口院區品管圈活動促進暨獎勵管理要點（2010）。
7 〈生產與作業管理報告長庚紀念醫院桃園分院「安心圈」〉，http://doc.mbalib. com/view/1e98fd8c82f0374cObfco146545c7ldf.html.
8. James J. Rooney & Lee N. Vanden Heuvel (2004), "Root Cause Analysis for Beginners" *Progress Quality*, 7.
9. Paradies M & Busch D (1988), "Root Cause Analysis at the Savannah River Plant", *Private Communica tion*, 10.
10. Ammerman, Max (1998), *The root cause analysis handbook: A simplified approach to identifying, correcting, and reporting workplace errors*, New York: Quality Resources.
11. Kohn, L. T., Corrigan, J., & Donaldson, M. S. (2000). *To err is human: Building a safer*

health system. Washington, D.C: National Academy Press, pp.1-15.

12. 計亞男、孫琪（1998），〈解決醫療糾紛難在哪裡〉，《光明日報》，1998 年 2 月 24 日。

13. 李包羅（2005），〈醫療資訊化可大幅減少醫療錯誤的發生〉，《健康報》，2005 年 5 月 1 日。

14. 王冬、張曉麗（2012），〈醫療失效模式與效應分析在醫療流程改善中的應用進展〉，《中華醫院管理雜誌》，第 28 卷，第 8 集，頁 600-602。

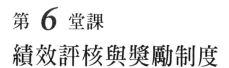

第 **6** 堂課
績效評核與獎勵制度

　　從績效管理的層面來說，相對於醫院整體的績效評價，員工績效評核與獎勵制度屬於微觀層級的績效管理制度，事關員工薪資與士氣，因此，良好的制度設計對激勵員工意願及態度，使員工願意盡其所能努力工作以達成機構目標非常重要。

　　台塑企業激勵制度的核心是基於效益分享的績效評核和獎勵制度，亦即：首先準確計量員工績效，其次對超額完成工作任務給予的員工更多報酬。在王永慶「切身感」理念的指導下，長庚醫院採取台塑企業效益分享的激勵機制，依據目標管理的精神設計醫院各類員工的績效獎勵制度，合理區分個人和醫院的責任，使員工在開始工作前即可清楚了解到「自己能拿到多少錢」。這種「先算後做」的做法使醫院能「相對準確地估算員工的貢獻度」，有效激發員工的工作積極性。這種制度的推行在醫院內營造了一種良好氛圍，即所有人根據各自制訂的目標享有各自的權利，然後再善盡各自的責任，並獲取各自應得的報酬。

 # 績效評核與獎勵制度的精神

王永慶的績效評核與獎勵基本思想

　　王永慶的「切身感」管理思想緊緊抓住了人內心深處獨有的情感。所謂切身感，本意指的是一個人對利益攸關之事所做出的有意識反應。王永慶認為，一個企業的績效獎勵制度如果設計合理，久而久之就會達到「員工為企業工作就像為自己工作一樣努力」的境界。他認為，切身感不是一

般性的物質激勵，而是一種更高層次的「心靈溝通」，績效獎勵愈合理，員工的「有意識反應」就愈強烈。

王永慶的「切身感」理念可以下述故事為例：有一天，王永慶到明志工專巡視，看到三個工人在鋪草皮，工作散漫，就問他們一天有多少工資？工人回答 60 元。王永慶又問生活夠嗎？他們都說根本不夠生活。於是王永慶問，假如加你們一倍工資，即 120 元，你們能做到更多更好嗎？三名工人表示可在保證品質之下做三倍量。王永慶當下即吩咐按此方案執行。幾天後做了一番統計，工人們果然做了三倍半。

王永慶認為，基礎工作是最費精神和辛苦的，是所有工作中最不受重視的，做起來也最乏味，所以要以人性化、合理化為出發點去制訂政策，提供合理的報酬。假如每人每天做一坪，原來付給 60 元，後來做三坪半，也就是價值 210 元，付給他們 120 元，校方多得一坪半即多賺 90 元。工人雖然辛苦點，但賺了原來兩倍的工錢，也很划算。

王永慶總結道：「這個方法為什麼有效？從根本上說，就是使其有切身感，利益攸關，自然踴躍奮進。」

再以電梯維修為例。台塑關係企業、長庚醫院總共有 69 部電梯，本來每年委託代理商維護檢修的維修費約 20 萬美元，但因許多代理商專業知識不足，維修效果不佳，於是王永慶收回 69 部電梯的維修工作，指定長庚醫院工務部門一個七人小組負責，組成一個成本中心。原本每年支付 20 萬美元的電梯維修費用，長庚醫院工務部門抽三成，即 6 萬美元，剩餘 14 萬美元由七人平均分配，每人每年可得 2 萬美元。假設這七人皆為受雇工作，每人每年約領到 1 萬美元的工資。變更為成本中心後，每人每年收入增加了一倍，於是產生了切身感，就會全力做好電梯維修工作。對公司來說，每年也省下 6 萬美元。

績效獎金是管理利器

　　「管理就是激勵」。管理是追求點點滴滴合理化的過程，而績效獎金
制度顯然就是推動合理化最有效的催化劑。台塑企業把激勵的重點放在
「效益分享」之上，強調應該「把員工的收入與企業的多個經營指數聯繫
起來」。

　　所謂「經營指數」並非指利潤指標，而是衡量目標達成狀況的一系列
經營指標。所謂效益，王永慶說，是指經由勞資雙方共同努力達成或超額
達成企業目標所產生的經營成果；而所謂分享，是指把員工的每一分努力
都「數位化」，即員工在可控責任範圍內各自制訂工作目標，依據工作目
標達成情況實施績效評核，將各種評核指標數位化並金額化，並把結果與
員工在上述經營成果中應得的那部分收入緊密結合起來。換句話說，只要
員工在自己的職位上盡到了責任，台塑一定「給錢」，如果做得更好，還
會「給很多錢」。員工們都知道自己的努力會獲得豐厚回報，大大地激發
了工作積極性。

　　以管理改善工作為例，台塑企業每年都要完成數百件改善案，內容涉
及產銷管理的各個方面。針對每一件改善案，王永慶都要求幕僚認真估算
出勞資雙方的貢獻度，並承諾按貢獻度大小分享改善效益。

　　台塑企業實施績效評核及獎勵制度的目的，在於鼓勵員工只要多付出
一分心力，就有相對的一分收穫，工作績效愈高，個人所得也愈高。藉由
適當的績效評核及獎勵制度，使員工的獎金與工作績效息息相關，進而激
發員工的切身感，使其自動自發地追求績效目標的達成。

　　早在台塑企業管理大變革時期（1966-1975），王永慶就開始在台塑
企業推行效益分享理念。1983 年，王永慶應邀在美國哥倫比亞大學演講
時，曾比較完整地談到他對效益分享的認識和看法，他說：「如果將每一

生產工廠作為一個成本中心，讓現在的廠長擔當經營者的職責，讓現在的生產課長成為經理人，以下的各級幹部以此類推，由他們負起經營的責任並充分享受經營績效提升後獲得的成果。如果賺錢了，彼此各拿一半，或者他拿六成，我拿四成，相信採用這種措施，將能激發全體人員的切身感，大家彼此密切合作，共同為追求更良好的績效而努力。這樣不但對員工及公司有利，更重要的是通過這種方式，可以使員工和企業的潛力發揮得淋漓盡致。」

　　王永慶試圖推行效益分享制度來培養員工的切身感，使所有者、管理者以及廣大員工的利益能夠在最大限度內保持一致。為了實現這個目的，王永慶要求幕僚們設計績效評核與獎勵制度及其執行方案，他希望全體員工務必充分了解，在各自的工作中，個人行為將如何影響績效項目，企業又將如何衡量這些績效項目，以及更重要的是，這些績效項目又將如何轉化成個人收益。

從台塑企業的績效評核與獎勵制度談起

　　要了解長庚醫院的績效評核與獎勵制度，就必須從台塑企業的績效評核與獎勵制度談起。與一般集團企業一樣，台塑企業的薪資結構包含四部分內容：為「工作」而支付保障性的本薪、為「苦勞」而支付的補償性津貼、基於「法律、理念」而支付的補充性和保障性福利，以及為「功勞」而支付的激勵性獎金。

　　從支付的方式來看，台塑企業員工的收入大致分為「固定項目」（本薪、津貼、福利）和「變動部分」（績效獎金）。在台塑企業，作為變動項目的效率獎金、經營津貼和年終獎金之和，可占到一個員工年度總收入的大部分或絕大部分。

台塑企業的績效評核與獎勵制度包含三個層面：

一、個人、團體與混合績效評核相結合。即某項績效若經由個人努力可完成者，則以個人為單位實施績效評核；若某項績效經由團體合作或互相協同才可完成者，則以課或廠為單位實施績效評核；若某項績效的衡量無法區分出個人或團體的貢獻，則採混合績效評核辦法。

二、不論團體還是個人，績效評核均包含客觀和主觀兩部分。兩者比例由各單位自行確定，兩者相加之後為最後得分，其中客觀部分是指具體可量化的財務指標，主觀部分指非財務指標，一般亦稱主管評核，即由主管根據事先設定的一系列指標及員工的實際表現，透過「打分」來完成。

當然，主管打分絕不能憑個人喜好，首先要把「非財務指標盡可能用量化的方式表示出來」；其次是透過電腦對員工在各階段及各步驟的表現做好統計和記錄，以免年底時發生「誰也說不清楚」的情況出現；再者是嚴格遵循主管與員工之間雙向溝通的原則，主管的「打分」除要接受更高級主管的監督，還要接受資訊公開的檢驗。

三、針對生產課長（二級主管）以上人員，依據整體經營業績核發經營津貼，其中含括著名的特別津貼制度[1]；針對生產課長（二級主管）及以下人員，依據個人業績核發效率獎金。

客觀的財務績效評核與獎勵

台塑企業廠處長級及以上高級幹部身為企業經營者，擔負經營責任，享受經營津貼。1960 年代，台塑在企業內進行分權化改革，大力推行事業部制度和利潤中心制度，例如廠長在企業內既是工廠主管又是利潤中心主管，既是經營者又是管理者，被定位為一級主管，其經營和管理活動並

重，在可控範圍內獨立承擔經營風險，並完全對利潤負責。從其往上則是事業部級和公司以上級主管，其角色是經營重於管理。只要處於某個職等，就可以享受相應金額的經營津貼。為了保持穩定的幹部團隊，這部分津貼屬於廠處長及以上幹部的固定收入。

對課長級及以下人員主要享受效率獎金，評核方式依照各職務別對各評核項目所負責任的大小，來評定責任及評核權數加以評核。

績效評核和獎勵制度有兩個關鍵點：設定績效評核項目與設定績效評核基準。

評核項目的選定是影響績效評核和獎勵制度成敗的重要因素，所有績效評核項目必須結合該單位或員工的工作目標才能確定。以某成本中心為例，如果一開始訂立的工作目標是降低成本，那麼只要在責任範圍內完成了成本降低的任務，企業就應該發給相應的獎金。

為使績效目標能被各方所接受，設定績效評核基準就是關鍵因素。過程全部採用標準成本法或作業整理法完成，不能太高也不能太低，必須兼顧合理性與挑戰性。根據目標管理制度，讓各部門設置當期目標作為基準（如生產部門設置目標產量、管理部門設置目標案件數等），如某單位產量績效基準設定，是先結合設備理論值、該單位以往生產實績、未來努力可達成的最佳績效預測，以及同業最佳實績等指標，再透過上下溝通和討論綜合確定。接著以遞增和遞減方式訂出不同檔次的產量基準，並為每一檔基準設定相應的獎金提撥率。

每到月底，可將實際完成情況與目標進行對比，剔除不可控因素產生

1　台塑企業內部稱主管特別酬勞金，即王永慶核發大筆現金獎勵業績突出的高級主管，少則幾十萬，多則幾百萬。一開始，由於發放方式不公開，主管特別酬勞金在台塑內部通稱為「黑包」或「另一包」，也為企業帶來某些負面影響。後來，建立了一套針對經營者的績效評核指標，對其進行定期工作評核，使主管特別酬勞金的計算和發放邁入了正軌。

的影響，若達到設定的目標基準，就可按職位職點與效獎基數對照表[2]得到效率獎金，若超過目標基準，則依事先設定的基準達成率為100%，實際達成率（實際產量 ÷ 基準產量 ×100%）每增減1%，每基數增減金額X元，依實際達成率加減核發獎金金額，達標率最高以120%為準，大於120%視為120%，減發獎金最多減至每基數基本獎金為0。項目評核的內容大多是客觀資料，每一個項目的評核標準皆用數字表示，與實際資料比較後，其績效達成情況一目了然，再加上全部評核項目皆由電腦全程跟蹤記錄並匯總，能夠確保評核過程的及時性和準確性。

■ 定期主管評核與獎勵

為提高從業人員工作配合性、服從性及積極性，除設定客觀財務績效評核，另設定上一級主管對下一級部屬按照評核表實施主管評核，以促使交付任務順利推進。主管評核分為定期主管評核和年終考核。

主管的定期評核儘管為主管的主觀判斷，但盡量做到「將主觀因素數量化」，透過將主管評核內容細分為若干個二級指標，分別賦予不同權重，並經由電腦自動加總求和，以確保主管履行管理職能的公平性和有效性。各部門根據部門目標和權責，區分不同職類（如區分營業人員、間接人員、操作人員等）和級別（如間接人員區分為高級工程師及工程師以下），確定量化的各類各級人員的評核項目、權重及評核表樣式，自行檢討制訂各部門的「定期工作評核作業細則」，經公司總經理或執行副總經理核准後實施。

對於廠處長級（一級主管）及以上人員，如果說經營津貼是經營者的固定收入，那麼主管特別酬勞金則是一筆變動收入。

主管特別酬勞金代表高管薪酬與其績效之間的連接，具有特殊的激勵

作用。評核先由受評人自我申報「年度工作目標」的階段目標達成情況及工作績效重點，再由主管評核得分及填寫「主管評語」，並與受評人進行面談，溝通說明評核依據，再由受評人簽名，通常每三個月至少評核一次。定期評核指標被認為是在廠長的可控職責範圍內，突出經營管理層應具備的素質和能力，但不包含利潤指標，更加重視綜合性基礎指標，除了產量、品質、用人和固定加工費等常見指標，更強調進步率、創新與專案能力以及主管評核等指標的激勵作用。王永慶認為，如果經營者只是注意利潤，這是一種目光短視的表現，因為利潤不是原因，而是結果。所以，主管特別酬勞金與績效密切配合，不是一般意義的利潤分成，而是基於個人業績評核的效益分享。

　　課長級（二級主管）及以下人員定期評核方式是由主管直接按照所設定的評核表，每月評核一次，於當月 10 日前完成。以管理類幕僚為例，由主管按照一定的專業標準對受評人所完成「案件」的數量、品質和時效，透過電腦線上進行評分。部門主管隨時可藉由管理資訊系統完成評核作業，視受評人工作優良或缺失事實以予加（減）分並說明理由。

　　每到月底，所有評核內容由電腦匯總並逐級向上呈簽，直至總經理室最高主管。此時，部門主管還應依據評核內容向受評人說明情況，並及時提出鼓勵或改進意見。如果是加分，則將評核內容透過 NOTES 系統群發全體人員，以便交流學習；如果為減分，通常僅通知受評者本人。

　　也就是說，在一個機能組內，主管評核結果的加分是公開的，減分則不公開。這種主管評核的本質不同於「計時方式」，是以「計件方式」為

2　指依據職位評點得出的一組序列數字。自 1986 年起，台塑企業開始全面推行職位分類制，並對所有職級中的職位進行評點。課長級及以下職位最高點為 130 點，最低點為 15 點。取任一職位，將其作為基準，把效獎基數設為 1，按照職位點數，列出每一職點所對應的效獎基數。隨著企業發展，基準基數不斷上調，於是形成現今台塑集團通用的一套職位職點與效獎基數對照表。

基礎的績效評核制度。「計時方式」很難去評價員工，尤其是管理幕僚的貢獻度，但如果具體到如何處理某一個異常案件，透過「計件方式」便可觀察和記錄員工的努力程度。

採取「計件方式」為基礎的績效評核制度，一方面可清楚記錄事實，所發揮的管理功能及效果，為整個績效評核作業做到及時、準確和公平，另一方面也可引導幕僚人員關注異常、協助基層解決實際問題，持續優化各項管理制度及流程。

至於部屬評核主管，在台塑企業發展初期仍難以被多數人接受，但隨著企業人事制度改革的推進，王永慶開始嘗試由員工直接「評核」上級主管的工作績效。但在具體做法上，並沒有正式建立員工對主管實施績效評核的管理制度，而是將之稱為是一項「意見調查」，內容包括領導統御、專業能力、訓練培養、溝通協調和工作態度等五個一級指標，以及部門目標制定、決策與判斷力和部門問溝通等 26 個次級指標。

透過調查給分及意見反饋，管理系統可為各個主管提供部屬對自己管理能力和管理方式評價的相關資訊和資料，以便清楚知道自己的優缺點。為防止主管受縛於部屬評核而做好好先生，調查結果與主管薪酬並不直接關聯，僅作為上級主管掌握下級主管管理水準變動情況的重要參考。

也就是說，這種績效評核方式在開發各級主管管理潛能的作用，遠大於給各位主管造成的困惑和束縛。

■ **年終考核**

年終考核是指每年 12 月對受評人一年來的工作績效進行檢查衡量，考核結果不僅與年終獎金相關，也與職務晉升、薪資調整等有關。

年終考核的各個部分中，最主要的作業是與薪資調整、職務晉升及年

終獎金密切相關的考績評核。不論是生產體系或幕僚體系，年終考核均以工作品質、時效、執行力、協調四項指標來進行，若為主管，則再加上計畫和領導力兩項，而廠處長級及以上幹部則依職責範圍的整體績效綜合考核評定。

課長級及以下幹部員工的考核分兩部分進行：

一、工作考績占年終考績的80％，主要參考其平時工作表現（定期工作考核）予以評定；

二、考勤成績占年終考績的20％，主要按其全年度出缺勤紀錄並依一定標準計扣。全體員工的年終考績按照得分高低區分為優、良、甲、乙、丙等五個等次，優等者人數限制在各職級員工總數的10％以內，優等者和良等者人數相加限制在各職級員工總數的30％之內。

每年年終考核作業後，電腦會自動列印一張「考績異常人員檢討處理提報表」，其中規定應把考績乙等（含）以下人員統統列入，分別送各部門逐一檢討，並按照「考績異常人員進一步處理之原則」辦理降職、降等或資遣手續。通常做法是：考績乙等者降一個級別，丙等或連續兩年乙等者降兩個級別。如果各部門未依規定進一步處理，那麼該部門主管必須說明具體原因。

長庚醫院的績效獎勵制度

隨著醫療環境的快速變化和醫院間的競爭加劇，醫療機構為了永續經營，必須在嚴格控制醫療成本的基礎上提升醫療服務品質，因此，增加員工生產力與提高工作效率就成為醫療機構增進競爭力的關鍵。

就績效評核與獎勵制度而言，長庚醫院透過增加醫護人員的收入，來提高工作品質與生產效率。每一個專科是一個成本中心，獨立經營。以心電圖檢查室為例，為了建立績效制度，首先要檢討用人是否合理。王永慶責成專業幕僚實地訪查，仔細測量並統計每一位患者每做一次心臟檢查所需的時間，然後根據市場需求和每一位技術人員在額定時間內檢查的平均人數和品質，核定需要的技術人員數量和工作量。如果超過額定工作量，醫院就核撥適當的績效獎金。如果績效獎金超過一定比例，醫院就將考慮增加技術人員的數量，或是重新核定工作量，並在新的基準上重新運做。

長庚醫院創院之初，即引用台塑企業管理方法來規劃並經營醫院，甚至沿襲了台塑企業的績效評核與獎勵制度。

從薪資結構來看，總薪資等於變動薪和固定薪之和，至於變動薪與固定薪所占的百分比，則視員工的工作性質與產出能夠客觀量化的程度而定。如果工作可量化的程度較高，則變動薪的比例就會高，績效獎勵制度中的獎金制度就是變動薪的一個組成部分，其所占的比例愈高，則整個誘因與激勵的效用也會愈大。

根據不同部門和不同職位的作業特點，長庚醫院依據目標管理的基本精神設計了醫院各類員工的績效獎勵制度，合理分清個人和醫院的責任，工作績效愈高，個人所得相對愈高，醫院也就愈能有效激發員工的切身感，自發地追求績效目標的達成。

■ 依職點核發獎金

長庚醫院依作業機能將職務區分為行政、工務儀器、資訊、醫技、護理、主治醫師、住院醫師、研究員、研究助理、顧問、工讀生、定期契約人員等 12 項，依各職務的工作性質及困難度、職責及職務所需的人員資

格（含教育、知識、技能、訓練、工作經驗）等設定不同職類：

　　一、院長級以上主管，包括決策委員會主任委員（副）和行政中心主任（副）、特助；

　　二、處長級主管，包括組長、部處長級、高專、護理主任（副）、醫技部主任（副）；

　　三、課長級主管，包括課長、副課長、專員、督導、醫技主任（副）；

　　四、主辦級主管，包括主辦、技術組長、領班、班長、技術班長；

　　五、一般基層人員。

　　具體分類請參見表 7-1，其中，各職類設定不同的職點範圍，不同職點再核給不同的績效獎金基數。

表 7-1 長庚醫院行政、醫技及護理人員職級及職別

職級	職別
主任委員級	策委員會‧主任委員、副主任委員
院長級	1. 院區：院長、副院長 2. 行政中心：主任、副主任、特別助理
處長級	1. 醫務、醫技部門：部主任、副部主任 2. 行政部門：處長、副處長；組長、副組長；高級專員 3. 護理部門：部主任、副部主任
課長級	1. 醫務、醫技部門．系主任、副系主任；科主任、副科主任；技術主任、副技術主任；技術專員；藥劑總藥師 2. 行政部門：課長、副課長；專員 3. 護理部門：督導、副督導
基層主管級	1. 醫務、醫技部門：技術組長、副技術組長；技術班長；臨床藥師 2. 行政部門：主辦；領班、副領班；班長、副班長 3. 護理部門：護理長、副護理長

資料來源：長庚醫院《人事管理規劃》

除主治醫師外，其他人員的績效評核與獎勵制度也是向台塑企業學習。不管是醫技人員、護理人員或行政人員，由於工作範圍與內容無法完全量化，因此實施的都是變動薪加固定薪制度。正式編制內人員[3]按照台塑企業的績效評核和獎勵制度實施。課長級及以下人員根據不同作業性質設立評核項目和績效基準，依個人業績核發效率獎金，課長級以上人員則依據整體經營業績，核發經營津貼和主管特別酬勞金。

■ 首開先例的「醫師費」制度

作為醫院主體的醫師，是和企業人員不同的醫療專業技術人員。因為醫師對病患的照護是採「責任制」，而且工作的產出可以客觀量化，加之現今健保費用以按項目支付，因此，實施完全變動薪的醫師專業報酬制度能夠激勵醫師的工作精神與欲望。基於此，在醫師薪酬上，長庚醫院打破傳統視醫師為醫院職員的「俸給制」，首開先例，採取美國的「醫師費」與「醫院費」分立制度，並結合醫療體制的實際情況，設定完全變動薪的「醫師費」制度[4]，醫師與醫院為合夥關係，醫療收入以拆帳方式分給醫師與醫院。醫師費為醫師勞務所得，不負擔經營風險；醫院費為醫院經營成本回收及風險負擔或回饋。這種思想更是體現了台塑企業用以激發員工「切身感」的效益分享制度。

醫師專注於提高醫療水準，提升醫療服務品質，不必承擔醫院因經營不善而引致的風險。醫師的主要責任是醫療服務，不是經營活動，因此評核項目應根據醫師付出服務的努力和心力程度而設定，不能讓醫師承擔超出原本應是管理人員承擔的經營風險，如此才能有效激發醫師的切身感。

自 2011 年起，有關法規規定，醫師必須是醫院員工，必須享有各種福利保障，如津貼、福利及保障底薪等。於是長庚醫院適當改變原有醫師

費的形式，即從每個醫師的「醫師費」收入中分出部分收入，以福利等形
式發放，但整個醫師薪酬的計算方法仍與原有的醫師費核算方法一致。

第二節　醫師績效評核與獎勵制度

醫師費制度的實施背景

　　早期的醫師薪資多為固定薪資，為了給予努力工作的醫師較高的報
酬，並減少紅包文化與兼職情形，張錦文將美國醫師費制度加以修訂，配
合台灣的醫療環境，以指定醫師費的方式引進馬偕醫院實施。由於指定醫
師看病，加上醫師服務態度親切，該制度獲得病患的廣泛支持，醫師收入
也相對提高。爾後為提高全院醫師士氣，解決不公平待遇問題，馬偕醫院
開始全面推行指定醫師費制度。

　　所謂「醫師費」是指不管醫院經營績效如何，主治醫師在提供每項醫
療服務後，均由醫院撥付事先訂立的比例金額作為主治醫師的酬勞，如門
診、手術、檢查檢驗等。（參圖 7-1）

　　就性質而言，這種醫師費制度與一般企業採用的績效制度相同，可確
保優秀醫師獲得更多薪酬，較具激勵功能。王永慶在建立長庚醫院前，曾
向張錦文請教醫師薪酬設計問題，張錦文建議採取完全變動薪的醫師費制
度，他認為這種制度與台塑企業的「切身感」績效評核與獎勵制度的精神

3　不包括編制外研究助理、臨床研究人員、顧問、兼任醫師、聘約人員、定期契約人員、臨時人員、實習
　　人員及外籍監護工等。
4　此處特指主治醫師費，住院醫師嚴格來說還是培訓中的醫師，長庚醫院對住院醫師實施的是本薪及津
　　貼，沒有績效獎金。

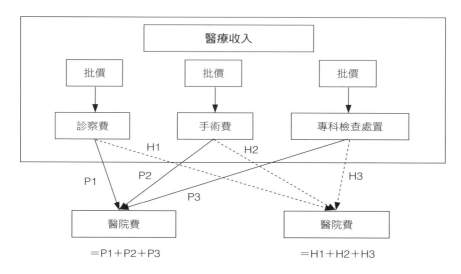

圖 7-1 長庚醫院醫師費的來源

吻合。張錦文擔任長庚醫院首任副院長後,全面推行完全變動薪的醫師費制度,並設計了重分配制度和保障薪、最高限額、超限基金等相應制度。

此種突破性的舉措不但使長庚醫院吸引了大批優秀醫學人才,並在醫界造成極大震撼,促進了革新風潮。

醫師費制度設計及核發對象

醫院和醫師雙方都滿意的收入拆分比例的確定,是長庚醫院推行醫師費的關鍵。在創院初期,長庚醫院必須確定醫師費應占醫療費用的合理比例,使其不僅不致影響醫療服務品質與水準提升,又能兼顧醫師所期望的收入水準。

借鑑當時美國、加拿大等國家經驗,如美國醫師費約占醫院醫療收入的 19%,加拿大約為 16%,法國約為 12%,德國約為 17%,同時經由

調查得知台灣醫師費約占 15％至 20％之間，於是長庚醫院率先將比例確定為 15％至 20％，目前則維持在 17％。

在這個比例下，並以 1974 年「加州相對值研究表」為基礎，經由醫務委員會檢討修正，長庚醫院設定了自己的「醫療服務收費標準表」。同時基於醫師「群體執業」的特點，在確定醫師費的分配依據後，為了加強團隊合作，不是直接把拆分的醫師費分給個體醫師，而是採取以「專科別」為計算薪資的單位，計算出單一專科的整體醫師費後，再按照「三三三」制（收入積分、年資積分和科內積分）重新分配給每一位醫師。

為了照顧醫師的基本生活收入，以及一些不適合衡量績效的特殊專科（如精神科）或醫師出國進修等，設立了保障薪制度，如新晉升主治醫師的醫師費未達基本保障額度者，則補足到保障金額。考慮到醫師可能會為了迅速提升自己的績效，無限制地診治患者，過度使用醫療資源，增加不必要的檢查等，長庚醫院又設立有最高限額制度，依年資基礎訂立超限分配率，亦即當分配的醫師費超過限額時，超出部分依超限分配率計算，將超限未分配的金額單獨撥出成立基金，作為醫師出國進修等補助之用。

雖然當時馬偕醫院等也採用醫師費制度，但長庚醫院的醫師沒有任何固定薪，也就是說，主治醫師的薪資報酬 100％來自醫院，將病患的醫療費用依服務項目，按照一定比例或金額拆分而成的醫師費用，這是一種完全變動薪制度。醫師所提供的服務完全可用計量方式加以表達和支付報酬，醫師與醫院的關係近似合夥，由兩者彼此合作來診治病患，其中醫院負責提供場所、設備、住院醫師與相關醫療支援人員，主治醫師則負責執行醫療業務。

醫師費核給對象的通則是核給執行主治醫師，不是給開單的醫師。但在下列情況下，開單的醫師與執行的醫師都核給醫師費：

一、為縮短檢查排程等候的時間，某些由科內醫師輪流檢查的項目。

二、為了達到共同照護病患目的（如腎透析）或開單醫師需花費時間向患者說明的項目。該項目醫師費金額不變，由開單醫師與執行醫師各依核定比例分配。

醫師費的計算

■ 提撥原則

長庚醫院推行醫師費制度的基本理念，是依據醫師執業的專業性、獨立性、主導性與責任性，以醫師在執行各項診斷、治療、處置、手術、檢查、檢驗的工作所投入資源、心力及技術的貢獻程度，即以醫師技術能力與辛勞付出程度為基準，再參考市場行情（保險支付標準）與醫院政策等因素，訂出醫師費提撥比例。提撥原則是按照投注心力、時間與貢獻度的大小，主要歸納如下：

一、醫師獨立執行的服務項目：醫療費用支付項目中，凡主治醫師親自操作或診斷、治療的個案，依各醫療服務項目不同，金額應全歸為「醫師費」，作為醫師報酬的基本來源。

二、由醫療團體合作才能完成的醫療項目，則醫師費提成的比例，應依各醫療服務的不同性質而定，大致原則如下：

（一）高危險性、困難度較高，養成、訓練時間較長及執行診療項目的工時較長者，其提撥比例亦高，例如手術、侵襲性的檢查或處置。

（二）使用頻率低、量少者項目提成的比例高，量多者項目提成比例

低。

（三）僅負責監督責任而非親自操作，僅對異常做分析、判斷者，其提成的比例最低，如檢驗服務項目。

（四）執行醫療項目花費時間多者，提成比例高；花費時間較少者，提成比例低。

（五）使用設備貴而人員多者，提成比例低；設備便宜而人員少者，提成比例高。

根據收費特性，分為定額提成和定率提成，其中如門診診察費（又細分為一般門診、精神科門診、神經科門診）、住院診察費（又細分為單人病房、雙人病房、三人病房、特定病房、加護病房、嬰兒室、隔離病房、燒傷病房、小兒科隔離病房）、會診、血液透析（又細分為腎臟科、小兒科），分別提供一固定金額作為醫師費，而其他檢查及治療費、X 光檢查、手術技術費、麻醉技術費等則採用定率提成制。

設定提成定率原則一般是按照手術（含麻醉）項目、醫師親自操作、醫師親自判讀、醫師雖非親自參與但有間接貢獻的順序，設計醫療服務項目的醫師費提撥比例。

根據市場和醫療環境變化，提撥比例也會相應調整，表 7-2 為某一時期長庚醫院醫師費提成比例（或數額），現階段手術項目醫師費按 40％拆分；侵襲性檢查由主治醫師親自操作（如外科手術、內科心導管、血管攝影、內視鏡檢查等），醫師費 35％；麻醉項目醫師費 33％；非侵襲性檢查、處置由主治醫師親自操作並判讀（如超音波、電腦斷層等），醫師費 25％；非侵襲性檢查、處置由技術人員操作，再由主治醫師判讀（如腦波心電圖等），醫師費 15％；由技術人員操作，主治醫師僅需督導或

表 7-2 長庚醫院某期醫師費的提成比例（或數額）

收費或保險支付類別	收費或保險支付專案	提成比例或數額	備註
門診診察費	一般門診	140 元	人次
	精神科門診	175 元	人次
	神經科門診	140 元	人次
住院診察費	單床	180 元	床日
	雙床	180 元	床日
	三人床	180 元	床日
	特等病房	450 元	床日
	ICU	330 元	床日
	嬰兒室	140 元	床日
	隔離病房	155 元	床日
	燒傷病房	450 元	床日
	小兒科隔離病房	155 元	床日
會診費	—	200 元	人次
血液透析	腎臟科	200 元	人次
	小兒科	300 元	人次
檢查及治療費	侵襲性（操作＋判讀）	35%	
	非侵襲性（操作＋判讀）	25%	
	非侵襲性（判讀，量少較難）	10%	
	非侵襲性（判讀，量多較難）	5%	
X 光檢查	—	20%	RBRVS
手術技術費	—	60%	
麻醉技術費	—	30%	
病理檢查	臨床	4%	RBRVS
	解剖	50%	
核子醫學	—	20%	RBRVS
	—	4%	
復健治療		10%	
放射腫瘤		20%	
呼吸治療	—	10%	
	監督	4%	

資料來源：莊逸洲、黃崇哲（2004），《醫療機構人力資源管理》，台北：華杏出版，（第 1 版）。

異常報告的判讀（如生化檢查、放射免疫分析等），醫師費 5%。

■ 醫師投入比例與收入成正比

　　長庚醫院醫師費主要是以醫療收費的某一比例為訂立標準，且要充分反映醫療成本，故使用昂貴儀器設備的檢查或治療項目收費較高，醫師因此得到較高的醫師費；而一些須靠醫師累積知識經驗去做的判斷性、評價性項目的收費較低，醫師費也相對較低。因此，除了單純門診診察費、住院診察費、急診診察費與會診費外，某醫療服務項目的給付較多，實際上並不一定是醫師的技術較好，而是醫療團隊的整體貢獻與醫療儀器的資本支出較多的緣故。

　　故實施醫師費的醫院對部分須利用高科技貴重儀器設備的收費項目，若直接設定比例分配醫師費，就會造成技術力高而設備費低者的醫師費分配偏低，影響醫師操作該服務項目的意願。而技術力低、設備費高者，由於按比例提撥的醫師費較高，醫師會趨之若鶩地去提供這項服務，以獲取較高的醫師費。總歸一句，有些醫療服務項目的醫師費制度「對醫師投入的人力資源成本未能充分反映」。

　　舉例來說，放射診斷檢查的醫師費按照該科醫療服務項目總收入金額的 20％計算，電腦斷層攝影與血管攝影兩者無論操作的困難度與檢查的危險性均有相當大的差別，且設備投資、醫師技術力與執行意願差異甚大，卻給了相同比例的醫師費，使得醫師費收入的高低取決於設備投資金額的大小，造成醫師不願操作血管攝影的情況。

　　「對醫師投入的人力資源成本未能充分反映」這種不合理情況，有違長庚醫院合理化管理的精神，促使長庚醫院管理幕僚必須去檢討和設計一個較能正確評估醫師技術力報酬的矯正制度，依據醫師投入的心血、技術

力與時間等因素多寡，重新計算醫師費收入額，使其公平合理。

哈佛大學教授蕭慶倫（William Hsiao）提出以資源為基礎的相對值表（Resorce-based relative value scale, RBRVS），其中「醫師工作」是對醫師提供某服務所投入的心血、精力與技術力等因素的綜合評估。RBRVS 作為醫師「服務收入」金額的重新評估計算依據，是一套相當合適且良好的制度。

長庚醫院決定推動一些特定科室醫師費比例校正時，RBRVS 還尚未正式發布，當時院長張昭雄於赴美時親訪蕭慶倫教授，並獲贈手稿，在美國 RBRVS 研究之初，長庚醫院即予引進，並逐科推動實施。

由於 RBRVS 的項目分類基準與長庚醫院不盡相同，經初步比對，再送請專家 (各科醫師) 審查，確定各專科 RBRVS 轉換分配方案，再與各專科醫師反覆溝通，開始逐科實施。1992 年 6 月底，已完成轉換 RBRVS 分配醫師費的科室有放射診斷科、核子醫學科、臨床病理科、解剖病理科、放射腫瘤科，轉換中的科別有麻醉科、呼吸治療科。醫院按照一定比例分配給該醫務專科的群體醫療總費用，並在重分配之前先以 RBRVS 校正個別醫療項目中醫師投入資源的技術力收入，再實施重分配制度，計算醫師的個別收入。

以長庚醫院核子醫學科診察費轉換 RBRVS 分配為例，介紹醫師費拆分比例的 RBRVS 校正。

核子醫學科檢查主要有掃描顯影（IMAGE）及放射免疫分析（RIA）兩大部分，兩部分的醫師費原先皆以某一相同收費比例，即收費金額的 15％核付。經實際了解後，幕僚人員發現，掃描顯影檢查須由醫師親自操作並判讀報告，故醫師須投入很多時間，但因該項服務數量有限，醫師費所得僅占其總收入的 31％；反之，放射免疫分析檢驗作業主要由技術

員操作儀器，醫師只負責督導及新項目研發，因服務量較大，醫師費所得反而占其收入的 69％，造成醫師的投入與醫師費所得不一致的不合理現象。為使核子醫學科各項檢查的醫師費能充分反映醫師投入的人力資源成本，長庚醫院於 1981 年 2 月起實施該科 RBRVS 轉換分配方案。

　　轉換過程仍以現階段的全科醫師費總額為轉換基準，具體做法是依當時全院「非侵襲性，醫師親自操作研判」的醫師費給付原則，掃描顯影檢查醫師的醫師費由 15％提高到 67％，各檢查項目的醫師費再依 RBRVS 點數做重分配。放射免疫分析檢驗項目因醫師未參與作業，故無 RBRVS 點數可供比對，醫師費是以現階段的醫師費總額扣除掃描顯影檢查提高後的餘額，設立一定額的「運用基金」（未來每月固定給予，與其未來檢查收入無關），其運用方式為：

　　一、支付未來掃描顯影檢查較現狀出現正增長醫師費的 40％，另 60％由院方給付，每月剩餘基金仍由各醫師依掃描顯影檢查的 RBRVS 點數分配。當掃描顯影檢查成長到「運用基金」不足給付時，即取消「運用基金」，醫師費由院方給付。
　　二、當掃描顯影檢查較現狀出現負增長時，醫師費由院方給付，「運用基金」仍由各醫師依掃描顯影檢查的 RBRVS 點數分配。

　　核子醫學科醫師診察費轉換 RBRVS 分配前後，醫師生產力無論在門診或住院均有顯著提升，而在資源投入方面並未相對增加，由此看來，醫師費轉換 RBRVS 重分配對醫師的激勵誘因使得生產效率提升（參表 7-3）。核子醫學科在轉換 RBRVS 之後，不論服務量或檢查收入，掃描顯影檢查成長幅度均較放射免疫分析大，原因可由掃描顯影檢查的激勵增加

因素來說明。至於是否皆因轉換 RBRVS 造成的影響，文獻認為有待更多資料進一步驗證，但醫師費未依收入的成長同比例增加，則完全是制度轉換使然，因為放射免疫分析的醫師費已不再依收入的成長同比例增加。

表 7-3 核子醫學科轉換 RBRVS 前後服務量及檢查收入醫師費差異比較

區分		轉換後	轉換前	服務量增減／%
檢查件數	放射免疫分析	17,845	12,578	＋42.0%
	掃描顯影	1,852	1,132	＋63.6%
	合計	19,697	13,710	＋43.7%
檢查收入	放射免疫分析	5,829,072	4,068,369	＋43.2%
	掃描顯影	2,523,600	1,706,810	＋47.9%
	合計	8,352,672	5,775,179	＋44.6%
醫師費		906,908	825,285	＋9.9%

繼放射診斷科、核子醫學科之後，臨床病理科、解剖病理科、放射腫瘤科亦已完成轉換。長庚醫院接著又繼續推動麻醉科、呼吸治療科及物理職能治療等部門的轉換。

醫師費比例設定的彈性策略

醫師費提撥比例並非固定，而是要根據醫療市場行情、健保給付政策、醫院整體發展以及專科醫師收入的平衡等因素相應彈性調整，詳細內容如下：

一、對於持續或階段性鼓勵發展的項目，特別核給一定比例醫師費或是階段性提高醫師費率，以資鼓勵。如婦產科研發的人類乳突疾病檢驗項目即由原定檢驗項目醫師費率 1.6％提高到 15％，並保障 2 年。

二、維持醫師薪資合理性。如補貼經營艱難的專科（如血液科、精神科、感染科等），其中精神科因需花費較長時間與患者交流，又沒有其他處置項目，收入較低，為了激勵精神科醫師，按醫療項目類別將醫師費比例分別設為 50％、70％、100％；業務負擔較重的專科（如急診），則加以值班津貼補助；復健科醫師薪資也配合市場行情調整醫師費率，醫師親自督導且進程紀錄記載完整的項目由 5％提高至 12.5％。

三、有些專科開展的項目經計算後，由於健保支付價格與成本相差不大，利潤較低，依專科建議及利潤量考慮進行調整，如胃腸科丙型肝炎分病毒基因型檢測，醫師費率由原定 5％降至 2％。

四、為鼓勵醫師開展一些醫療處置項目，長庚醫院亦考慮採取定額方式支付醫師費。比如心臟超音波檢查，作為主治醫師親自操作的非侵襲性檢查，醫師費率本來是 25％，但由於收費低、花費時間長，醫師按比例拿到的醫師費很少，沒有醫師願意做，但醫院又必須開設該項檢查。為了鼓勵醫師，醫院決定採取固定金額形式支付，即每做一個，醫院就提撥一筆固定金額作為醫師費。

五、有些專科因設備投入大，不計價衛藥材成本高，健保會支付較高價格，如電腦斷層攝影、磁振造影，如果直接乘以醫師費率給醫師，醫師相當於享受由於資本投入帶來的收益，等於不勞而獲，因此有些高單價投入項目就會剔除由高單價設備、不計價衛藥材帶來的收益（有的專科採取 RBRVS 進行調整），再依原定醫師費率支付給醫師。

六、對於市場獨占性技術，醫院通常核給較高的醫師費率，或訂立較高的收費標準。

七、對於技術有傳承、診療有分工的項目，醫院會結合技術傳承目的，允許團隊診療的第一與第二主治醫師按比例分配醫師費。

八、對於新設院區，病患來源培養不易，為拓展開院期間服務量及培養良好醫患關係，醫院可於核發保障薪期間，同步實行醫師費獎勵方案。

下面是一個新設院區醫師費獎勵方案的操作實例：

首先依主治醫師職級設定不同導入期間的服務量基準：病患培養期（開院 1 到 6 月），保障薪 ×40％；導入期 1（開院 7 到 9 月），保障薪 ×50％；導入期 2（開院 10 到 12 月），保障薪 ×60％。

獎勵方式分為三種：

一、醫師費金額＜服務量基準，薪資即為保障薪；

二、服務量基準＜醫師費金額＜保障薪，薪資是保障薪＋獎勵金 [（醫師費金額基準）×50％]；

三、醫師費金額＞保障薪，薪資是保障薪＋獎勵金（保障薪基準 ×50％＋醫師費金額保障薪 ×100％）。（參表 7-4）

■ 醫師費計算公式

醫師費計算公式如下：

$$I_{ni} = (OPD + IPD + C + H + W_k T + W_k O)$$

式中 I_{ni}：第 1 位醫師診治第 n 個疾病的診療收入，n 為疾病個案數
（$n = 1, 2, \cdots, m$）；

OPD：門診診察費；

IPD：住院診察費；

C：會診費；

H：血液透析費（只限腎臟科）；

表 7-4 新設院區醫師費獎勵方案　　　　　　　　　單位：元

醫師保障薪		7,000		
獎勵期別		病患培養期	導入期 1	導入期 2
服務量基準		2,800	3,500	4,200
例 1	醫師費金額（依實際服務量計算）	2,000	2,000	2,000
	獎勵金	0	0	0
	核發金額	7,000	7,000	7,000
例 2	醫師費金額（依實際服務量計算）	6,000	6,000	6,000
	獎勵金	1,600	1,250	900
	核發金額	8,600	8,250	7,900
例 3	醫師費金額（依實際服務量計算）	12,000	12,000	12,000
	獎勵金	2,100 + 5,000	1,750 + 5,000	1,400 + 5,000
	核發金額	14,100	13,750	13,400

T：檢查及治療費；

O：手術技術費；

W_k：提成比例，$k = 1, 2, 3, 4, 5$。

長庚醫院醫師費重分配制度

　　為了達到醫院的長期發展目標，即服務品質與水準提升（在教學、研究與服務方面不斷進步）和醫務專科的未來發展，上述所提撥的醫師費並不直接歸入醫師個人的薪資帳戶，而是歸屬到以群體執業為中心的醫務專科層級，為該科醫師共同擁有。

　　若直接撥到醫師個人帳戶，則容易造成過分追求個人價值而失去團體共同價值，「群體執業」的真正功能與意義便難以落實，而且亦有違醫院為了達成醫院整體目標所設立的醫師薪資制度精神，因為醫師的工作除了服務病患，還必須投入相當多的心力在教學研究上，使醫院與各醫務專科

在醫療技術與研究水準上能持續不斷發展與突破，全面提升醫療水準造福民眾。（參圖 7-2）

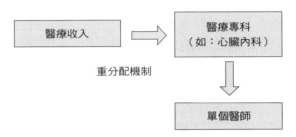

圖 7-2 醫師費重分配機制示意圖

　　長庚醫院每位醫師在創造醫療收入後，歸屬給醫師的醫師費會先實行科內重新分配，然後再發放給每位主治醫師。至於如何把以「科」為單位的群體共同醫師費，轉變成激勵單個醫師的報酬，就需要建立一種重配制度來達成醫院的整體目標。

　　長庚醫院醫師費重新分配的理念有三：兼顧服務、教學與研究，發揚群體合作的團隊精神，尊師與敬重前輩的倫理價值。基於這三個理念，考量主治醫師的「年資」、「服務收入」與「教學、研究與行政」等三項因素，使科內各醫師在這三方面的表現以相對積分的方式（稱為年資積分、收入積分、科內積分）來表示，並將執業收入依三種積分按比例重新分配，建立「三三三制」重分配制度，同時搭配設定的最高限額及最低保障，一方面保障醫師的基本生活水準，另一方面維持推動進修研究的動力，希望醫師以科為經營團隊，達到強化團隊精神，提供專業研究誘因，以及提升醫師對醫院的忠誠度。

■ **年資積分**

　　醫師薪資制度設計除了體現尊敬資深醫師多年的辛苦貢獻（苦勞），也要體現對有成就的年輕醫師的獎勵（功勞）。根據這樣的理念，長庚醫院依據主治醫師的年資與職級來設定年資積分，讓「夠老者」或「夠好者」都能達到一定的積分點數。

　　如果醫師在教學研究上沒有重大成就，無法在職級上晉升為講師級、助理教授級、副教授級、教授級，則這類一般級醫師每年可循序晉升年資1年（待遇及收入晉升1到2個基點）。

　　但若傑出優秀醫師因研究與教學的成績突出，則可依職級晉升講師級、助理教授級、副教授級或教授級主治醫師並獲得年資積分。例如甲醫師由於沒有突出的研究與教學成績，在正常情況下需要6年年資才可獲得32點的年資積分，需要22年獲得50點的年資積分；而乙醫師由於有一定檔次的學術論文發表，因此3年內就可提升為助理教授。雖然乙醫師年資僅4年，但他可按照助理教授級的職級獲得相當於甲醫師6年的年資積分32點。如果乙醫師的教學與研究績效仍然表現優良，那麼再過6年可進一步升至教授級，並依教授級的職級獲得相當於甲醫師22年的年資積分50點。具體年資積分的點數計算，請參見表7-5。

　　長庚醫院依據一般級主治醫師的年資設定積分點數以獎勵「夠老」的醫師，同時依據主治醫師的不同職級（講師級、助理教授級、副教授級與教授級等）給予積分點數，以合理回饋並鼓勵「夠好」的醫師。

　　依據貢獻度的「成熟曲線」理論，年輕主治醫師初期因剛進入醫院，能夠立即學習到很多臨床專業知識與技能，成長幅度較快些，貢獻度亦有快速的成長，年度積分點數累積得較大。但年資累積到20到25年後，貢獻度趨緩，成長比較緩慢，累積速度愈來愈慢，超過某一年資後，年資

表 7-5 主治醫師年資與職級的積分點數對照表

主治醫師年資	0	1	2	3	4	5	6	7	8	9	10	11	12	13	14	15	16	17	18	19	20	21	22	23	24	25以上
本院主治醫師職級分配	備任級		一般級																							
			講師級																							
						助理教授級																				
												副教授級													
																						教授級			
積分標準	21	23	24	26	28	30	32	34	36	37	38	39	40	41	42	43	44	45	46	47	48	49	50	51	52	53

註：一般級第 24 年的主治醫師年資積分＝教授級第 3 年的年資積分。

積分點數不再增加，使得年資積分最高者與年資積分最低者的年資積分倍數不致相差太多，約為 2 倍左右，以免產生不公平的現象。

■ 收入積分

收入積分即診療積分，指每位主治醫師透過診療服務獲得的醫師費收入，占該科所有主治醫師醫師費收入的比例而分配的積分。醫師提供某項醫療服務，醫院依據健保支付標準或醫療機構收費標準獲得醫療收入，再依前述的醫師費提撥原則提撥一定金額作為醫師費，雖然歸屬該科室醫師共同擁有，由於每位主治醫師的醫師費多寡反映了各自的診療工作量，因此把每位主治醫師透過診療服務獲得醫師費的金額，作為該科室計算每位

主治醫師收入積分的基礎。

　　為保證一致的計算標準和比例關係，通常以該科室所有主治醫師的年資積分總分作為該科室收入積分總分的基準（兩者比重一般為 1：1），依主治醫師個人當月的醫師費收入，占該科室總醫師費收入的比例分配收入積分總分。如該科室的年資積分總分為 100 分，則該科室收入積分總分也為 100 分，再計算出該科室的甲醫師醫師費收入占該科室全部醫師費收入的 10％，則甲醫師的收入積分就占該科室收入積分總分的 10％，即 10 分。但有些特定專科的醫療項目因醫療設備投入不同，產生醫師費不能真實反映醫師的投入程度，比如 X 光操作，每人次只要 5 分鐘，收費 200 元，而電腦斷層攝影操作每人次卻要 120 分鐘，收費卻只有 1200 元，因此，這些特定專科（如放射診斷科、放射治療科、臨床病理科、解剖病理科、核子醫學科、血液科、呼吸治療科）先以前述的 RBRVS 調整各醫師的診療醫師費收入，再依上述方法分配積分。

■ 科內積分

　　科內積分是指醫師個人對於該科室教學、研究與行政等方面的貢獻得分。由於此分數評估較為主觀，為了保證一致的計算標準和比例關係，避免人為主觀偏差，通常以該科室所有主治醫師的年資積分總分作為該科室科內積分總分的基準（兩者比重一般為 1：1），再依主治醫師個人當月的「行政及職務代理」、「對該科的貢獻程度」、「研究及教學」等得分，占該科室所有主治醫師科內積分總分的比例，綜合分配每個主治醫師的科內積分。

　　如該科室的年資積分總分為 100 分，則該科室科內積分總分也是 100 分，再計算出該科室的甲醫師科內積分（即「行政及職務代理」、「對該

科的貢獻程度」、「研究及教學」等得分），占該科室科內積分總分的
10％，則甲醫師的科內積分就是 10 分。為提高人員工作配合性、服從性
及積極性，促使主管交付任務能順利完成，除設定「行政及職務代理」、
「對該科的貢獻程度」、「研究及教學」等客觀評核項目，還設定主管對
部屬的「主管評核」得分作為科內積分總分的一部分，一般主管評核得分
占科內積分總分的 20％。科內積分的各部分比例也會因環境和醫院發展
需要而調整，以前是「行政及職務代理」占 20％，「對該科的貢獻程度」
占 10％，「研究及教學」占 50％，「主管評核」占 20％，近幾年調整為
「行政及職務代理」占 23％，「對該科的貢獻程度」占 13％，「研究及教
學」占 44％，「主管評核」占 20％，如表 7-6 所示。

　　另外，除科內積分評核項目，為強調醫療等各項工作的品質，還設立
加減分項目，如病歷品質優良、被實習醫師推選為優良帶教醫師等實施加
分，病理組織查核異常、擔任委員會的委員開會缺席、病歷品質不良或逾
期未完成等實施扣分。

■ 醫師費積分重分配比例

　　醫師費科內重分配時，年資積分是分配的基礎，年資積分總分是收入
積分總分與科內積分總分的標準，在科室年資積分計算後，收入積分和科
內積分的總分也將等比例放大或縮小。基本上，三類積分各占 1/3 權重，
使三者總積分相同，達到一致的基礎。如上述某科室的年資積分總分為
100 分，則該科室收入積分總分和科內積分總分也為 100 分。科室亦可以
依特殊需要，如鼓勵醫師對醫療服務的投入或鼓勵醫師專注於科內貢獻，
可以變更三類積分的權重。但簽報核准變更積分權重時，必須以收入積分
不得低於 1/3、年資積分不得高於 1/3 為原則。現階段，為因應健保政策

表 7-6 主治醫師科內積分評核表

評核項目 / 醫師姓名						合計	
						%	積分
行政及職務代理	1. 現為科（系）負責人						
	2. 負責科教育（委員）工作						
	3. 負責科事務（委員）工作						
	4. 負責科研究（委員）工作						
	5. 擔任院內各項委員會委員						
	6. 擔任各專科病房主任						
	小計						
對科內貢獻度	1. 曾對於科醫療技術之提升貢獻（需舉證說明）						
	2. 曾任科（系）負責人						
	3. 參與公共事務貢獻						
	小計						
研究教學	1. 本院職位及部定教師資格						
	2. 3 年內學術論文發表						
	3. 獲優良表揚事蹟						
	4. 教學訓練						
	5. 3 年內學術研究						
	6. 其他各項紀錄						
	小計						
折合積分							
科主任評核							
科系部主任（或院長）評核	1. 對科的成立發展有特殊貢獻						
	2. 當期科內主治醫師的增減情形（每增減 1 名主治醫師加減科主任積分 0.5%）						
	3. 綜合評核						
	小計						
合計							
各主治醫師確認簽章							

調整及醫療市場變化，長庚醫院將收入積分權重調至 1/2。

如某科室有 5 位主治醫師，年資積分總分為 180 分，按照通常的三類積分各占 1/3 權重的原則，那麼這一科的收入積分和科內積分的總分就與年資積分總分相同，都是 180 分。根據這一科 5 位主治醫師為病人治療處置所獲得的個人醫師費金額，計算出每位醫師的醫師費占科室總醫師費的比例（或者每位醫師的 RBRVS 分數所占的比例），然後將 180 分依比例分配給每位主治醫師。同理，按照這一科 5 位主治醫師各自科內積分占 5 位科內積分總分的比例，將 180 分科內積分一一分配給每位主治醫師。（參表 7-7）

此外，如果具有跨院區或跨科系的合作時，除了科內的分配，還會先做部系的重分配，而基本的部系與科的分配比例是 2：8。部系可依據自己的特殊需要變更部系分配比例，但這須經簽報核准才能採取其他適當的

表 7-7 長庚醫院主治醫師醫師費分配計算示例　　　　單位：元

醫師別		A	B	C	D	E	小計
當月診療收入		300,000	320,000	240,000	160,000	120,000	1,140,000
分配積分	收入積分	47.4	50.5	37.9	25.3	18.9	180.0
	科內積分	52.0	40.0	30.0	26.0	32.0	180.0
	年資積分	50.0	42.0	36.0	24.0	28.0	180.0
	積分小計	149.4	132.5	103.9	75.3	78.9	540.0
分配金額		315,400	279,722	219,344	158,967	166,567	1,140,000
收入限額標準		280,000	224,000	196,000	140,000	156,800	—
超限分配率		85%	82%	60%	38%	44%	—
超限分配金額		30,090	45,692	14,006	7,207	4,297	—
實際所得金額		310,090	269,692	210,006	147,207	161,097	1,098,092
主治醫師年資		24	12	8	2	4	—

資料來源：莊逸洲、黃崇哲，《醫療機構人力資源管理》。

部系重分配比例。

　　舉例來說，台北婦產科由婦科、產科與泌尿科三個細分科組成，那麼這三個細分科內部各自保留自己科所創造分配之前的醫師費的60％，其餘40％則放入整個台北婦產科來重分配。

■ **醫師費重分配收入計算公式：**

$$PF_i = \frac{(A_{ri} + A_{pi} + A_{si})}{\sum_{i=1}^{j}(A_{ri} + A_{pi} + A_{si})} \times \sum_{i}^{j} \sum_{n=1}^{m} I_{ni}$$

式中　PF_i：第 i 位醫師的薪資收入；

　　　A_{ri}：第 i 位醫師的收入積分；

　　　A_{pi}：第 i 位醫師的年資積分；

　　　A_{si}：第 i 位醫師的科內積分；

　　　I_{ni}：第 i 位醫師診治第 n 個疾病的診療收入；

　　　n：疾病個案數（$n = 1, 2, \cdots, m$）；

　　　i：醫師數（$i = 1, 2, \cdots, j$）。

其他診療收入及超限分配率

　　並非所有的診療收入都參與重分配，一些特殊的診療收入不用參與科分配，如正常門診時間外的門診、手術、麻醉等診療費和其他經呈報核准的項目，如健診、特約門診、廠區體檢等的醫師費。

　　分配前診療收入經過「三三三」制重新分配給每位主治醫師後，每位主治醫師個人所產生的不參與科重分配的其他診療收入，就會逐步加入每位主治醫師的總收入中，但為了避免主治醫師為提高醫師收入積分而無限制診治患者、影響醫療服務品質，同時也考量讓病情嚴重的病患能有機會

由資深醫師診治,鼓勵醫師多從事基礎醫學與臨床醫學的研究與創新,因此設定醫師費的最高限額。

加入不參與科分配的收入後,每位醫師的收入將會以超限基金為基準進行提撥,超過限額者應繳回到超限基金,作為醫師共同基金。依據醫師費最高限額的標準,參與科內分配的醫師診療收入加上不參與科分配的診療收入歸屬至主治醫師個人後,每位主治醫師收入超過上限金額標準的部分,會乘上超限分配率(參表 7-8),再回歸給醫師作為共同基金。

超限分配率以外的金額歸入超限基金,由全院醫師統一運用。但超限基金並不是將醫師收入放進醫院口袋,而是用於退休金和出國開會、進修補助金,補助那些收入較不理想的特定科別醫師的薪資。

表 7-8 醫師費最高限額及超限分配率

主治醫師年資	0	1	2	3	4	5	6	7	8	9	10	11	12	13	14	15	16	17	18	19	20	21	22	23	24	25以上
本院主治醫師職級分配	備任級		一般級																							
			講師級																							
				助理教授級																						
							副教授級																			
																						教授級			
上限金額／元	21萬	23萬	24萬	26萬	28萬	30萬	32萬	34萬	36萬	37萬	38萬	39萬	40萬	41萬	42萬	43萬	44萬	45萬	46萬	47萬	48萬	49萬	50萬	51萬	52萬	53萬
超現分配率／%	無	40	43	46	49	52	55	58	62	66	70	73	76	79	82	85	85	85	85	85	85	85	85	85	85	85

　　超限分配率應依主治醫師的年資設定，年資愈輕者其超限分配率愈低，例如年資 1 年的超限分配率為 40％，而年資越大者的超限分配率也愈高，例如年資 10 年者的超限分配率為 70％。舉一例加以說明：

　　一個年資為 1 年的醫師，假定依據年資、收入與科內等積分，每月可分得 30 萬元，但年資 1 年的月最高限額為 23 萬元，超過的 7 萬元依超限分配率 40％計算，為 2.8 萬元，則該醫師當月共可得 25.8 萬元，剩餘 4.2 萬元歸入超限基金。

　　為保持激勵和科學公平性，每半年就要對每一醫師核算一次，如有部分月份未達上限金額，由該期該醫師提撥至超限基金的累積金額撥補，如以年資 12 年的一般級主治醫師為例，如果半年內有 5 個月的收入都是 50 萬元，超過上限金額 40 萬元，那麼會按照 76％的超限分配率，合計 5 個月撥到超限基金的金額是 24 萬元 [（50 － 40）×（1 － 76 ％）×5]。另外 1 個月僅有 20 萬元的收入，沒有達到超限金額，則從其撥至超限基金 24 萬元中撥回 20 萬元給該主治醫師。

　　另外對於一些醫院鼓勵發展的項目，為了激勵醫師，還設有不受收入上限的項目，如值班津貼、論病例計酬績效、分類管理正負績效、健保審核補貼、器官移植獎勵金、診斷書醫師費等。

　　隨著健保支付的價格愈來愈低，按照醫師費提成比例，醫師收入也愈來愈少，達到超限標準愈來愈難，加上為了進一步激勵醫師提高醫療服務量，長庚醫院現已取消最高限額規定。

■ 單個醫師實得的醫師費

　　長庚醫院每位醫師創造醫療收入後，按照醫師費提成比例（特定專科經過 RBRVS 校正）提拔，這些所提撥的醫師費作為分配前診療收入，歸

屬到以群體執業為中心的醫務專科，經過年資、收入和科內三項積分的科
內重新分配給每位主治醫師後，再加上每位主治醫師不參與重分配的其他
診療收入，若有超過上限金額標準的部分，則乘上超限分配率後回歸給醫
師，最後再加上不受上限的醫療收入，就是單個主治醫師實得的收入。
（參圖 7-3）

　　如果醫師該月份都正常出勤、看診、執行醫療任務，該月份的收入卻
不好，醫院就會從超限基金中提撥基本保障薪資，以維持醫師的基本收
入。另外健保審查核減的案件有不應發給醫師費者，則追回已核發的醫師
費。違背健保已明令規定事項而被核減者，也予以追扣被核減金額。

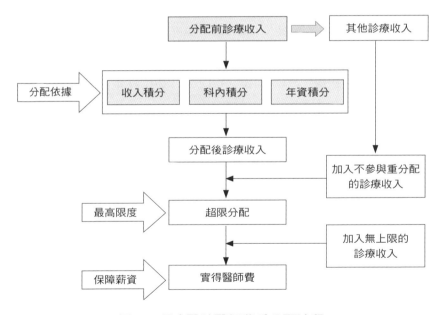

圖 7-3 長庚醫院醫師費重分配流程

論病例計酬制下的醫師薪資制度

　　長庚醫院為因應健保制度改變，提高主治醫師財務風險的分攤比例，由提升效率轉為重視效益，對於論病例計酬的個案除原有醫師費的薪酬外，還增加績效制度，以激勵醫師能有效控制醫療成本。

　　以論病例計酬項目的健保給付金額為基準，依節省金額（健保給付金額與批價金額之差）乘以該個案診療收入比例，作為績效獎金。由於麻醉方式非手術醫師可控制項目，故剔除麻醉方法的費用；但若因手術時間延長所增加的麻醉費用，則由手術醫師負責。對於不符合健保基本診療項目規定者，核減金額依比例由績效獎金中剔除，再以科為單位計算及分配績效獎金。科內依各醫師參與個案數比例分配，以反映各醫師費用控制的情況，實施個人績效評核，但個案的負績效的扣減以醫師薪資收入的35％為上限。依此原則可得下列公式。

■ 醫師績效計算公式：

$$PP_i = \frac{\sum_{i=1}^{j} \left(F_{wi} \times \dfrac{I_{nci}}{F_s} \right)}{\sum_{i}^{j} n_{ci}} \times n_{ci}$$

式中 PP_i：第 i 位醫師績效（ $i = 1，2，\cdots，j$ ）；

I_{nci}：第 i 位醫師診治第 n 個論病例計籌疾病的診療收入；

F_{wi}：第 i 位醫師節省的金額 [$F_{wi} = F_s - (F_{Ni} - F_{NAi}) - F_{Di}$]；

F_s：基準金額（ $F_s = F_I - F_{SA}$ ）

F_I：健保給付金額；

F_{SA}：建保給付的麻醉費；

F_{Ni}：第 i 位醫師的總醫療費（批價金額）；

F_{NAi}：第 i 位醫師的麻醉費（批價金額）；

F_{Di}：第 i 位醫師的核減金額；

n_{ci}：第 i 位醫師執行論病例計酬的疾病個案數。

（第三節）非醫師人員績效評核與獎勵制度

　　長庚醫院除醫師外，其他人員分為直接服務部門和間接服務部門。直接服務部門包括醫技、護理、工務、醫事等部門，類似企業的生產部門；間接服務部門包括行政管理部門，類似企業的服務部門。除主治醫師，其他人員績效評核與獎勵制度完全按照台塑企業的精神來實施，亦即根據職務作業的特點設定評核項目和績效基準。

標準工作量設定

　　科學、合理和精確地設定標準工作量，是績效評核與獎勵制度取得成功的關鍵。長庚醫院自建院開始，即沿襲台塑企業的作業整理法，採取實地觀察，計算每個作業流程，並透過時間動作分析每個作業需要的標準工時，同時觀察統計每個醫療服務項目的每月標準工作量。以心電圖檢查室為例，為了解該檢查室需要幾名技術人員才合理，幕僚們透過實地訪查，收集測量出一個患者做一次心電圖所需的時間、一個早上一位技術人員可以做幾位患者的詳細流程資料，然後根據每月患者量，計算出每個員工的工作量。

　　例如會計作業的「作業整理」，幕僚們首先統計出會計人員處理 100

萬張憑證的時間最快可達 50 小時，最慢為 70 小時；其次是透過進一步的比較與分析，最終把每 60 小時完成 100 萬張憑證作為標準工時數，以此衡量財務部門的工作績效，亦即把 100 萬張／ 60 小時當做是「憑證處理作業」的一個管控標準。這類似於把對會計人員的績效評核由原來的「計時制」改為「計件制」，亦即把單位時間內完成的「件數」，作為會計人員憑證處理作業費用分析和控制的主要依據 [5]。

績效獎勵制度的推行步驟

■ 選定績效評核項目

透過檢討與分析，了解現階段作業的品質、流程或效率等遇到的問題，以及預期可能會發生影響績效的問題、最易產生工作績效的項目，再考慮日後評核的難易度加以設定績效評核項目。

對醫技、護理、工務等單位而言，績效部分大致包括服務量、品質和成本等指標；對於共同事務幕僚如醫事、會計等，除自身常規性工作內容，一般還要著重依據其處理事務的效率和正確率進行評核；對於專業管理幕僚，長庚醫院更是依據其完成管理的數量、品質和時效進行評核。

例如麻醉科的麻醉技術師績效評核項目可依麻醉時間進行控制，但為使科內技術人員有效提升作業效率，縮短病患麻醉時間，同時把技術人員績效與麻醉科的經營管理相聯繫，使其產生切身感，多採用麻醉費用作為麻醉技術師的績效評核項目。

5　2001 年，派出一個由 3 人組成的專案小組，花費 3 個月時間，統計出財務部現有 55 人的年度總工時數為 14 萬小時。經過比較和分析，王永慶認為該部門實際只需要 41 人，且總工時數可透過進一步簡化流程壓縮至不足 11 萬小時。

復健科物理治療的物理治療師績效評核，採用物理治療收入進行控制，這是因為健保對物理治療醫療費用的給付方式，是依治療項目區分為簡單、中度、複雜三項，單一給付項目包含多種治療內容，不易正確測量實際工時。

臨床病理科臨床檢驗項目繁多，包括生化、血液、血庫、尿液與糞便等，且每項檢驗工時測量難度很大，再加上檢驗頻率及批量作業對工時也有較大影響，經了解各項檢驗項目費用，大部分尚能反映服務成本，因此將檢驗收入作為醫檢師的工作評核項目，同時考量檢驗材料耗用為該科的主要成本項目之一，醫檢師於一定範圍內可控制耗用量，因此將材料成本的控制程度也列入評核項目，使技術人員控制檢驗材料的使用，並與科的經營管理產生緊密切身感。

超音波檢查室技術員評核項目設為各項超音波檢查項目數；血液透析室護理師評核項目為血液透析人次及材料耗用金額；一般病房和加護病房護理人員則把各科患者護理照護處置項目設為評核項目；急診、手術室（含恢復室、供應組）、產房等科室護理人員則以醫務收入率作為績效評核項目，醫事（掛號、批價）人員以掛號、批價數量作為評核項目。

■ 設定績效評核薪資比重

長庚醫院為了使員工有切身感，將員工的部分固定薪或全部固定薪轉換為變動薪，即績效獎金。員工績效好，所得的薪資愈多；如果績效表現比過去差，低於設定的標準，則薪資可能縮減。究竟應該將原本固定薪的多少轉換為變動薪，各部門根據醫療服務特性而有不同，一般有全薪評核和津貼評核兩種方式。

全薪評核是將員工每月的全部薪資所得，都轉換成以「變動薪」的方

式計算，以支付員工每月的工作酬勞。所謂全薪包括本薪、各項津貼、加班費、健（勞）保費、年終獎金、服裝費與其他薪資等。以全薪做績效評核，因為事關全部薪資所得，員工會投入最大心力在工作上，若能產生良好績效，對員工的激勵效果也比較大。

但由於醫療業務的不確定性，醫療淡旺季對薪資可能會產生較大的影響，一般在醫療旺季時會保留一些績效獎金，用於淡季時作為補貼薪資的基本保障薪資。一般而言，這較適用於可自行開拓新的服務項目與第一線醫療專科，比如復健科。

津貼評核是指除本薪以外，將員工薪資的一部分（如各式各樣的津貼）轉換成以「變動薪」的方式，依工作量或業績的多寡核算為「績效獎金」後撥發給員工。津貼包括職務津貼、工作津貼、夜勤津貼及加班費等。以津貼做績效評核，對員工激勵效果比全薪評核要小，好處是整體薪資的穩定性較高，淡旺季對薪資影響較小。一般較適用於第二線專科或非利潤中心的單位。

■ 績效獎金計算

考量各單位的作業情況、員工需求及機構目標，長庚醫院主要按單價制、費率制和負荷制三種計算方式計算績效獎金，目前使用最多的是單價制和費率制。由於負荷制基本上是把出勤工時作為計算基礎，但基於相同出勤時間、工作負荷不一定相同，因此現在多不使用負荷制。三種績效獎金計算方式參見表 7-9。

■ 績效獎金分配

如果部門是實施個人績效評核，績效獎金的分配就按個人績效表現計

表 7-9 單價制、費率制和負荷制績效獎金計算方式

計算方式	計算公式	優缺點
單價制	基準建立： ・工時單價＝總評核薪資 （全薪評核或津貼評核）/ 總工時 ・績效單價＝工時單價 × 單位工時 **績效獎金：** **・全薪評核** 部門績效獎金＝Σ（各工作項目績效單價 × 當月各工作項目件數）－（本薪＋…）（即固定用人費） **・津貼評核：** 部門績效獎金＝Σ（各工作項目績效單價 × 當月各工作項目件數） ■ 每基數獎金＝部門績效獎金 / 總發放基數 ■ 個人績效獎金＝每基數獎金 × 個人發放基數	單價制的績效獎金計算方式是按件計酬，即「做多少就領多少」，較能反映實際的工作勞力付出；醫療保險給付也不會影響實際工作所得，同時激勵目標明確。 　單價制最大的好處是直接、簡單、易懂，較適用於從事工作項目獨立性高、作業的變異較小、較容易衡量、不使用批量作業及非連續性的工作特質部門。 　缺點是基準建立較費時費力，而且績效單價計算較為複雜，要按照科學管理時間動作分析，用碼表測出完成一個項目的標準工時。
費率制	1. 績效費率制 ・基準收入＝實施前一年獲 80%工作負荷之收入 ・績效費率＝總評核薪資（全薪評核或津貼評核）/ 基準收入 ×100% ・全薪評核：部門績效獎金＝當月收入 × 績效費率－（本薪＋…）（即固定用人費） ・津貼評核：部門績效獎金＝當月收入 × 績效費率 ■ 每基數獎金＝部門績效獎金 / 總發放基數 ■ 個人績效獎金＝每基數獎金 × 個人發放基數	費率制較容易建立基準、計算方法簡單、有明確的激勵目標，但當各種不同工作項目的組合結構產生變化，原本計算的費率基礎可能不復存在，會影響獎勵的合理性，且費率的計算易受到醫療保險支付價格調整的影響，因此僅適用單一部門。 　必須特別注意工作項目的結構及支付價格是否發生變化，必要時重新核算費率，以避免不合理的情況發生，而喪失原本設立的基礎與精神。
	2. 用人費率制 ・基準用人費率＝過去一年用人費用 / 總收入 ・部門用人費用＝當月收入 × 基準用人費率 ・部門績效獎金＝部門用人費用－單月總固定薪資 ■ 每基數獎金＝部門績效獎金 / 總發放基數 ■ 個人績效獎金＝每基數獎金 × 個人發放基數	基於績效獎勵辦法設定當時的情況考量，或以過去最近一年的實際資料為依據，設定基準用人費率。此制較易獲得實施部門員工的支持，採用的主要原因是部門的用人費用常會與收入的成長成正比。

（接下頁）

計算方式	計算公式	優缺點
費率制	3. 可控制成本費率制 ・可控制費率＝過去一年可控制項目的總費用／總收入 ・總可控制費用＝收入 × 可控制費率 ・部門績效獎金＝總可控制費用－實際發生的可控制費用 ■ 每基數獎金＝部門績效獎金／總發放基數 ■ 個人績效獎金＝每基數獎金 × 個人發放基數	可控制成本項目的選定，是以各部門實際所能掌握或影響的成本支出為基準，如用人費用、材料費用、藥品費用、雜項購置、消耗品、醫療供應品，以及布類洗縫費用等。 　原則上以工作合理化後的可控制成本占收入的比例為基準費率，但特殊情況下，工作合理化不易進行或基於鼓勵員工的考量時，也可以最近一年實際發生的可控制成本占收入的比例為基準費率。
負荷制	・負荷率通常是以 80％為基準 ・工作負荷率＝當月實際作業總工時／當月應出勤時數 ×100％ ■ 每基數獎金依工作負荷率的相對值計算 ■ 個人績效獎金＝每基數獎金 × 個人發放基數	實施工作負荷率制度的好處在於人員獎金不會受到每月可工作天數、工作項目的改變、工作項目結構改變，或是醫療保險支付價格調整的影響。 　工作負荷率設定應考量部門人員的待遇，通常會設定 20％的放寬條件，以工作負荷率 80％為支領「總評核薪資」的基準，工作負荷率愈高，則績效獎金愈高。 　但由於工作負荷往往以作業時數（工時）計算，但同樣的工作負荷，員工的付出可能不同，造成不公平。故負荷率制在長庚醫院以經幾乎不再使用。

算分配。但由於醫療活動是團隊性較強的工作，大部分科室實施團體績效評核，即先計算團體的績效獎金總數，再依事先所設定的獎金分配方式，分配至員工個人。部門績效獎勵優先評核個人績效，無法評核時才實施團體績效評核。部門績效獎金按月計算及發放。

　　常用的獎金分配方式，包括個人產值、平均分配、出勤工時、職務評

點、個人考核結果或上述幾項分別給以權重的混合制等。必須特別注意的是，為求分配的公平性，有些費用應先行分給個人有不同努力或付出的部分，例如各組長由於擔任管理責任，實際績效不如員工，那麼就要先支付組長津貼。另外加班費、夜間出勤津貼等項目，應先從績效獎金總數中扣除後發給個人，再將可分配的剩餘數依較合理的方式分配給個人，整個獎金分配流程參圖 7-4。

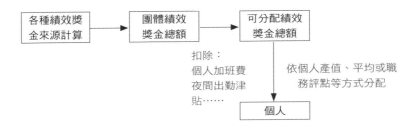

圖 7-4 績效獎金分配流程

■ 績效獎勵計算及分配實例

以生殖中心技術人員的績效獎金計算為例[6]，以單價制及績效費率制進行計算，並區分為以全部薪資皆納入績效獎金計算的「全薪評核」，以及將職務津貼作為評核範疇的「津貼評核」兩種計算方式。

生殖中心的「精蟲形態分析」、「果糖定量測定」兩項檢查項目的收費、平均每件工時、每月平均件數、收入及工時整理如表 7-10。該生殖中心目前有 A、B 兩位技術人員，參表 7-11、表 7-12。

利用上述資料，分別透過單價制及績效費率制估算 A、B 兩人的績效獎金，計算結果參見表 7-13。由於單價制是將單位內的工作津貼依個人

表 7-10 生殖中心日常作業情形

單位：元

檢查專案	收費	工時	件數／月	收入／月	工時／月
精蟲形態分析	800(*a*)	0.75(*c*)	230	184000	173
果糖定量測定	400(*b*)	0.5(*d*)	230	92000	115
小計			460	276,000(*e*)	288

表 7-11 技術人員薪資結構

單位：元

人員別	本薪	工作津貼	伙食津貼	交通津貼	執照津貼	合計
A	26,300(*f*)	8,500	2,600	940	1,200	39,540
B	22,000(*g*)	5,300	2,800	940	1,200	32,240
小計	48,300(*h*)	13,800(*i*)	5,400	1,880	2,400	71,780

表 7-12　2006 年 1 月生殖中心技術人員工作產量

人員別	精蟲形態分析／件	果糖定量測定／件	檢查收入／元	產量工時／小時
A	120(*j*)	140(*l*)	152000(*n*) (*a*)×(*j*)＋(*b*)×(*l*)	160 (*c*)×(*j*)＋(*d*)×(*l*)
B	140(*k*)	160(*m*)	176000(*o*) (*a*)×(*k*)＋(*b*)×(*m*)	185 (*c*)×(*k*)＋(*d*)×(*m*)
小計	260	300	328,000	345(*p*)

表現進行重新分配，若以單價制的計算結果來看，總績效獎金並沒有改變，然而由於全薪評核的基準數較大，因工作表現的差異導致彼此間的績效獎金差異也愈大。至於績效費率制，由於 2006 年 1 月的收入（32.8 萬元）高於基準收入值（27.6 萬元），因此績效獎金的總值會高於原本的工作津貼總值，而且全薪評核的績效獎金總值較高，員工間的工作表現所呈

6　本例節選並整理自魏慶國、王舜睦（2009）《醫療機構績效管理》（第一版），杏華。

表 7-13 績效獎金計算結果一覽表

		單價或費率計算	績效獎金
單價制	津貼評核	工時單價＝總工作津貼／總產量工時＝13,800(i)／345(p)＝40元／時 績效單價＝工時單價 × 單位工時 精蟲形態分析績效單價＝40×0.75(c)＝30元／件 果糖定量測定績效單價＝40×0.50(d)＝20元／件 績效獎金＝Σ(績效單價 i× 當月件數 i)	A＝30X120(i)＋20×140(l)＝6,400元 B＝30×140(k)＋20×160(m)＝7,400元
單價制	全薪評核	工時單價＝總薪資／總產量工時＝[48,300(h)＋13,800(i)]／345(p)＝180元／時 績效單價＝工時單價 × 單位工時 精蟲形態分析績效單價＝180×0.75(c)＝135元／件 果糖定量測定績效單價＝180×O.50(d)＝90元／件 績效獎金＝Σ(績效單價 i× 當月件數 i)－本薪 註：伙食津貼、交通津貼及執照津貼等項目屬個人既定津貼所得，不宜納入績效獎金計算	A＝[135×120(i)＋90×140(l)]－26,300(f)＝2,500元 B＝[135×140(k)＋90×160(m)]－22,000(g)＝11,300元
績效費率制	津貼評核	績效費率＝總工作津貼／基準收入 ×100%＝13,800(i)×276,000(e)×100%＝5% 績效獎金＝當月收入 × 績效費率	A＝152,000(n)×5%＝7,600元 B＝176,000(o)×5%＝8,800元
績效費率制	全薪評核	績效費率＝總薪資／基準收入＝[48,300(h)＋13,800(i)]／276,000(e)×100%＝22.5% 績效獎金＝當月收入 × 績效費率本薪－本薪	A＝152,000(n)×22.5%－26,300(f)＝7,900元 B＝176,000(o)×22.5%－22,000(g)＝17,600元

現的獎金差異也較顯著。

　　不論是單價制或績效費率制，若以津貼評核的方式，員工間因工作表現的差異所導致的獎金變化幅度較小，鼓勵的效果也較弱；若採用全薪評核方式，員工間因工作表現的差異所導致的獎金變化幅度較大，激勵效果也較強。由表 7-12 可知，B 員工不論在「精蟲形態分析」或「果情定量測定」兩項檢查的工作產量均比 A 員工多。依表 7-13，若採用津貼評核計算，A 員工的薪資總額仍高於 B 員工，只是薪資差距縮小；但若採用全薪評核計算，A 員工的薪資總額低於 B 員工，表示做愈多事，就能獲

得較高的報酬。

　　為激勵及留住護理人員、提高工作效率及服務品質，1990 年起實施護理績效獎勵作業。一般病房和加護病房以科人日單價制設置護理績效獎金，依各科患者護理照護處置項目及執行頻率、工時多寡，分別設置照護人日單價，部門績效等於收治病患科別所核給單價乘以占床日。急診、手術室（含恢復室和供應組）、產房、健診科從醫務收入費率制設置護理績效獎金，部門績效總額等於上月醫務收入乘以費率。

　　個人績效獎金按照護理人員出勤時數和職務津貼分配。各單位間護理人員調度，由單位護理長將調入或支援人員於該單位實際出勤時數，核算績效獎金。部門總績效或分配淨額為負值時，若個人出勤基數 ≧ 1.0，則予保障個人標準職務津貼發放。

■ 績效評核與獎勵制度修訂，與時俱進

　　部門組織機能變更或業務內容異動時，或工作方法變更、作業流程改變或醫療儀器設備功能更新時，績效的評估方法應跟著改變，以免與現實產生重大的脫節；政策或人為的支付或收費價格的調整，如全民健保給付標準、醫療收費標準或醫療服務的成本項目有所調整、變動或變更時，因價差而造成績效獎金增加或減少時，倘若並非來自於員工的努力或懶惰等因素，則醫院有必要加以修正，以免造成不公平現象；部門績效連續 3 個月成長（或衰退），超出部門業務量變化基準的 150% 或未達 50% 時，即意謂著原本所設定的績效獎勵標準可能有錯誤或不公平，因此應仔細分析發生原因，必要時針對績效獎勵辦法加以檢討與校正；部門績效獎勵辦法實施一段時間（如 3 年）後應定期修正，以符合環境的變遷及其所產生的影響；另外一些其他特殊情形，如人力市場價格變動、法定工時變動時，

也要修訂部門績效評核與獎勵制度。

定期主管評核

部門主管對部屬的平時工作表現應詳細考核，部屬平時如有特殊優良或異常的工作表現應隨時記錄，作為每月績效獎金發放及定期、年終考核的依據。

■ 部處長級及以上人員

長庚醫院部處長級及以上人員相當於台塑企業一級主管以上人員，按其職責範圍內的整體績效，由其上級主管綜合考核評定，核發經營津貼。

評核指標與台塑一級主管及以上人員評核指標一致，即在部處長級及其以上幹部的可控職責範圍，強調進步率、創新與專案能力等。評核方式也與台塑企業完全一致，先由受評人申報「年度工作目標」的階段目標達成情況及工作績效重點，再由其主管評核得分及填寫「主管評語」，並與受評人進行面談，溝通說明評核依據，再由受評人簽名認可。

■ 課長級及以下人員

課長級及以下人員，相當於台塑企業二級主管及其以下人員，採取以「計件方式」為基礎的主管評核制度。

部門主管於平時對其部屬的服務態度、作業時效、工作品質、工作執行（協調）、安全衛生等項目進行評核（基層、二級主管人員還包括計畫能力、領導統禦），以 80 分為基礎分，部屬若有特殊優良或異常的工作表現，隨時於「平時工作評核記錄表」（參圖 7-5 至 7-7）內視其優良或缺失事實予以加減分，並註明加減分的理由，再於次月 5 日前就全月所記

評核期間： 年 □上半年度（12/1-5/31） □下半年度（6/1-11/30）
部門： 受評人姓名： 人員代號：

日期	評核項目 加減分數 案件 內容摘要	服務態度	工作（醫療）品質	工作時效	工作執行	作業規定與安全衛生之遵守	環境清潔設備維護	加減分理由及溝通結果
加減分數合計 （A）						評核結果 80＋（A／6）		
複評主管 評語					受評人意見			
					初評主管意見			

備註：本表僅記載績效顯著或較大異常案件

圖 7-5 長庚醫院平時工作評核記錄表（第一線基層服務人員）

評核期間：　　　年　　　□上半年度（12/1-5/31）　　　□下半年度（6/1-11/30）
部門：　　　　　　受評人姓名：　　　　　　人員代號：

日期	評核項目 加減分數 案件 內容摘要	工作 （醫療） 品質	工作 時效	工作 執行	主動 性	作業規 定與安 全衛生 之遵守	環境清潔 設備維護	加減分理由 及溝通結果
加減分數合計 （A）							評核結果 80＋（A／6）	
複評主管 評語					受評人意見			
					初評主管意見			

備註：本表僅記載績效顯著或較大異常案件

圖 7-6 長庚醫院平時工作評核記錄表（間接基層服務人員）

評核期間： 年　　　　□上半年度（12/1-5/31）　　　□下半年度（6/1-11/30）
部門：　　　　　　　受評人姓名：　　　　　　人員代號：

日期	評核項目 加減分數 案件 內容摘要	服務態度	安全衛生	工作（醫療）品質	工作時效	工作協調	計畫能力	領導統御	加減分理由及溝通結果
加減分數合計 （A）							評核結果 80＋（A／6）		
複評主管評語					受評人意見				
					初評主管意見				

備註：本表僅記載績效顯著或較大異常案件

圖 7-7 平時工作評核記錄表（基層及二線主管）

錄內容向受評人說明，並提供改進意見或嘉勉，列為績效獎金的評核依據
（其中安全衛生評核至少占績效獎金 10%）。對於績效出現較大異常的部
屬，在安排說明及提供改進意見後，填寫「人員工作考核輔導記錄表」
（參圖 7-8），經受評人簽認列入追蹤改善計畫。

單位名稱：＿＿＿＿＿＿　　訪談日期：＿＿＿＿＿＿
受評人姓名：＿＿＿＿＿　　職級：＿＿＿　到職日：＿＿＿＿

輔導事件說明	
輔導紀錄（具體陳述待改善事項及完成時間）	
部處長：　　　　　主管：　　　　　受評人：	
改善追蹤紀錄	

圖 7-8 長庚醫院人員工作考核輔導記錄表

　　每年 6 月 5 日（評核期間為上年 12 月至本年 5 月）及 12 月 5 日（評
核期間為本年 6 到 11 月），各部門主管匯總該評核期間內各受評人的加
減分數，並計算評核分數，將評核結果向受評人說明，並請受評人於圖
7-5 至圖 7-7 右下欄填入本人意見及簽名，再由初評主管填入綜合評語呈
上一級主管複評核定；各部門主管應依人力資源部門公告作業期限完成輸
入作業。

年終考核

部門主管進行年終考核時，應依據部屬的平時工作表現、工作評核、考勤獎懲紀錄來評定考績等級，作為薪資調整及年終獎金核發的依據，供將來晉升調任參考。

■ 考核內容

每年 12 月統一年終考核。部處長級以上人員按其職責範圍內取得的整體績效，綜合考核評定。（參圖 7-9）課長級及以下人員不論是醫療體系或幕僚管理體系，對基層人員均以責任心、協調合作、熟練度三項指標做為考核；對專員、主辦再加上計畫能力；對課長級等二級主管，再加上

年終考核辦法	公司	職級	從業人員年終考核表（一）		公司別	填表日期	本單編號

A-1	姓名	到職日期	職務名稱	考績等級			考績代號	人員代號	評語（考績等及為優、良者，簡要述明其具體工作績效）	適用對象：廠處長級以上人員
				初核	複核	核定				
年										
月										
日										
第										
次										
修訂										

表號：P0050601　　規格：A4　　　　母公司總經理：
母公司經營主管：　　　公司總（副）經理：

圖 7-9 台塑企業一級主管及以上人員年終考核表

領導力、訓練督導和考核力三項內容。人力資源部門於每年 12 月公告年終考核作業時間，各部門主管依公告作業時效評核輸入。凡當年度服務未滿 6 個月及當年底尚在停職或停薪留職者，不參加年終考核。

　　課長級及以下人員的年終考核包括工作考核（考績）積分、考勤積分、獎懲積分和案件處理時效積分等四項綜合評價，年終考核的總成績依這四項成績合計（參圖 7-10）。工作考核成績占年終考核成績的 80 分，每年年終考核時，主管依據各考核等級比例限制範圍及參照平時考核分數，重新評定「工作考核積分」，積分的高低排序應與同部門內各受評人「定期主管評核」的年度平均分數高低排序相同。

　　考勤成績占年終考績的 20 分，並按從業人員全年度出缺勤紀錄依規定標準計扣。獎懲成績依從業人員全年度獎懲紀錄，按規定標準加減考核成績。案件處理時效積分是依從業人員各項案件處理時效情形，由單位收發人員按月計算其提前或逾期日數，匯總於「各項案件處理時效匯總表」，經主管核簽後輸入電腦，年終日才由電腦計算全年（上年 11 月至當年 10 月）累計提前或逾期完成日數，並按規定標準加減考核成績，如每提前一日加 0.25 分，逾期一日扣 0.25 分，全年最多加扣分以 5 分為限。

年終考核成績及等級

　　全體員工的年終考績按照得分高低區分為優、良、甲、乙、丙五個等次，各等次考核分數範圍為考績 90 分以上計為優等，85-89 分計為良等，75-84 分計為甲等，60-74 分計為乙等，59 分以下計為丙等。長庚醫院基於全體員工都應合格的前提開展評核，同時考慮員工的感受，並未把丙等及以下稱為不合格，同時優等者人數限制在評核職級總人數的 10%，良等者人數比例為評核職級總人數的 20%。

從業人員年終考核表

| 機構 | | 院區 | | 部門 | | 職級 | |

姓名 到職日期	職務名稱	(1) 考勤總積分	(2) 獎懲總積分	(3) 案件處理時效積分	考績限制註記	定期工作做評核平均分數		工作考核項目積分						(4) 工作考核積分 核定（初核／覆核）	考績分數及等級 初核 分數/等級	覆核 分數/等級	核定 分數/等級	綜合評語（考績等級為優、良者，簡要述明特殊表現事由）
						A	0~40	0~20	0~20	−	−	−						
						B	0~35	0~15	0~15	−	−	−						
						C	0~20	0~10	0~10	0~10	0~10	0~10						

核定		院長	處長
		人資部	課長

考核等級評定說明：

優 — 90分以上
良 — 85~89分
甲 — 75~84分
乙 — 60~74分
丙 — 59分以下

考績限制註記說明

* ：不得列為優等
** ：不得列為優或良等
*** ：不得列為優、良或甲等（含應執業登記而未辦者）
**** ：應列為丙等

適用對象：課長級（含）以下人員。分配區別
A 為基層人員。
B 為專員、主辦適用。
C 為課（副）長、領班、班長、護（副）理長、技術組（副）長、技術班長。

圖7-10 長庚醫院二級主管以下人員年終考核表

■ 年終考核的核決許可權

各層次考核的核決權限如表 7-14。

表 7-14 長庚醫院年終考核的核決許可權

核決許可權職級	基層主管	課長	處長	院長（特助）	主任（執行長）	主任委員	董事長
院長級人員					立	審	決
處長級人員				立	審	決	
課長級人員			立	審	審	決	
基層主管級人員		立	審	決			
基層人員	立	審	決				

■ 年終考績未達標準者予以檢討提報

每年年終考核作業後，於次年 1 月份列印一張「考績異常人員檢討處理提報表」（參圖 7-11），然後分送各部處（醫務專科由駐院區經營組負責）進行檢討，經院區管理部、院長核簽，再送行政中心人力資源發展部，匯總呈行政中心主任（或執行長）核定。單位主管每季（3 月、6 月、9 月、12 月）與上年度考績異常人員會談輔導，並提供改善或嘉勉意見，填報「人員工作考核輔導記錄表」，呈部處長級主管核決。

■ 年終獎勵

基本獎勵：年終獎金視醫院當年度醫療績效而定。獎勵標準最低為 1 個月（年度有懲處紀錄者不在此限），超過 1 個月依個人當年度考績及出勤情形計發。

考績獎勵：主管評核得分高低攸關個人的績效獎金多寡，有的部門依主管評核獎金額對照表，即可決定每基數的績效獎金。大部分的部門主管

院區：　　　　　　部門：　　　　　　　　　　　　　制表日期：

頁　　次：第　　頁

姓名 （進企業日）	職務名稱 （生效日）	考績			檢討結果	
		前三年	前二年	前一年	擬處理對策	說明
					□資遣 □降級（基層人員則降 　職點　　點） □其他 ＿＿＿＿	
					□資遣 □降級（基層人員則降 　職點　　點） □其他 ＿＿＿＿	
					□資遣 □降級（基層人員則降 　職點　　點） □其他 ＿＿＿＿	

本表一式二聯：部門→管理部→主任委員
電腦列印→人資部→發生
電腦列印→人資部存查

　　　　　　　　院區管理部　　　　　　發生部門　　　　　　人資部
院長級主管：　　　　　　　部（處）長：　　　　　經辦人：

圖 7-11 考績異常人員檢討處理提報表

評核的成績列為個人年終考績及年度調薪的主要依據。年終主管評核考績獎勵金額為月本薪 ×（獎勵標準月數 1）/ 3× 獎勵比例，獎勵比例如表7-15。

表 7-15 考績獎勵比例

考績等級	優	良	甲	乙	丙
獎勵比例	130%	115%	100%	80%	40%

　　出勤獎勵：出勤獎勵項目分為平日出勤與颱風等天災假出勤兩項。獎勵金額＝月本薪 ×（獎勵標準月數－ 1）/ 3×（平日出勤獎勵比例＋颱風等天災假出勤獎勵比例）。

參考文獻

1. 崔雪松（2011），《百年奮鬥——經營之神王永慶》，長春：吉林大學出版社。

2. California Medical Association. 1974 Revision of the 1969 California Relative Value Studies. 5th ed. San Francisco: California Medical Association, 1975.

3. 莊逸洲、黃崇哲（2004），《醫療機構人力資源管理》，台北：華杏。

4. 宋需秦（2000），〈健保支付制度、醫院薪資制度與醫師醫療行為之研究——以股及腹股溝疝氣修補術為例〉，《長庚大學管理學研究所企業管理組碩士論文》。

5. 莊逸洲（1992），〈美國 RB-RVS(醫療資源基準相對價值表) 在長庚醫院之應用〉，《中華衛志》，第 11 卷，第 4 集，頁 357-365。

6. 陳貽善（1994），〈長庚醫院核子醫學科醫師診察費轉換 RB-RVS 分配前後醫師生產力、收入與科經營績效比較研究〉，《中國醫藥學院醫務管理學研究所碩士論文》。

7. 吳德朗（2005），《理想的國度：吳德朗醫師回憶錄》（第 4 版），台北：典藏藝術家庭。

8. 魏慶國、王舜睦（2009），《醫療機構績效管理》，台北：華杏。

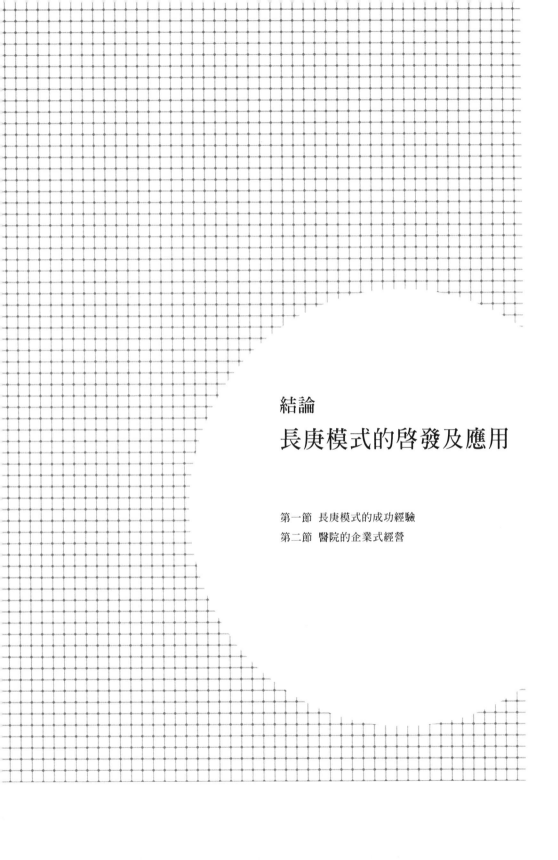

結論
長庚模式的啓發及應用

　　1912年，美國著名外科專家奧克斯納（Albert Ochsner）曾預言：「一個醫院就是一個工廠……所以，醫院應該掌握管理工廠的優秀原理，這些原理會使醫院產生最高效率……」當時這番話令人吃驚，但今天，他的預言成真，許多先進的企業管理方法和模式被應用於醫院管理中，提升醫療品質的同時也降低了成本，提高醫療效率。由「經營之神」王永慶創辦的長庚醫院，積極引入台塑企業管理模式，同時結合醫療事業特點，形成了一套獨特的醫院管理模式，使長庚醫院成為國際知名的標竿醫院。

　　「長庚模式」為研究醫院「企業式」經營提供了現實而有價值的第一手材料，它進一步豐富了醫院管理研究的理論體系，也為醫院的經營管理提供了有意義的經驗和啟示。

 # 長庚模式的成功經驗

管理制度化、制度表單化、表單電腦化

　　「管理制度化」、「制度表單化」與「表單電腦化」既是台塑企業合理化管理經驗的濃縮，也是長庚醫院獲取競爭優勢的法寶。長庚醫院不是靠人管理，而是靠制度管理。醫院要識別、診斷、消除各種異常，推行管理合理化、精細化，就必須建立一套嚴密的管理制度，這是實施精細化管理的基本前提。管理制度能否設計好、執行好、監督好，很大程度上取決於專業管理幕僚的推動。就整體來看，長庚醫院管理制度運作的平台是電腦，電腦運作的方式是表單，表單來源於制度。

　　王永慶認為，寧可靠制度管人，絕不靠人管人，人管人會氣死人。長庚醫院建立時，其他醫院幾乎是公立醫院，官僚作風嚴重，服務態度極差，經營方式老舊，在內無規章制度和外無經驗可資借鑑的情況下，王永慶指派成立「五人工作小組」[1]，檢討醫院營運問題，引進企業經營理論與經驗，逐步建立長庚醫院管理體系。

　　1983 年長庚醫院成立醫務管理中心後，從台塑企業調來 50 多名行政人員充實醫務管理中心，展開作業整理，形成了涵蓋整個醫院營運管理的各類規則。在引進台塑企業各項專業管理制度後，長庚醫院又結合醫療服務行業的特點，組織專業管理幕僚對一系列繁雜作業進行深入分析和檢討，逐步建立了醫院的目標管理制度、預算管理制度、績效評核制度、各種經營報告制度、專科經營助理制度、醫師費制度、分科經營制度，以及涵蓋醫療、醫事、總務、財務、人事、一般材料和醫藥、工程與設備養護等七大管理機能在內的一套經營制度體系。

　　許多企業雖有一流的管理制度，卻沒有一流的管理水準，原因就在於企業的管理活動僅停留於紙上談兵，既忽略了「如何把管理納入制度化軌道，並將制度條文進一步編寫為可流動的表單」，也忽略了「如何再把流動的表單全面電腦化」。這樣的企業談不上建立管理流程，更談不上如何經由流程提升組織效率。為了能有效又簡單地實施管理制度，長庚醫院行政中心持續推進「制度表單化」，把制度的實施部門、解決問題、推行步驟、評價標準等內容都納入表單，擬訂制度編碼，分類分級編號，並透過

1　長庚醫院在創院之初曾出現虧損，為了轉虧為盈，王永慶召集台塑企業總管理處楊兆麟、長庚醫院張昭雄院長、范宏二、吳德朗及醫務管理處黃謙信等主管成立長庚五人小組，每週五晚上邊吃飯邊開會，每次討論一個主題，檢討醫院營運過程中出現的問題。王永慶利用星期日下午，每個月至少親自主持一次檢討會，如此一點一滴地積累建立了如今長庚體系的經營管理制度。這和台塑企業當初為建立企業制度採取的「午餐匯報會」的做法如出一轍。

電腦系統實現全面「無紙化」，即「表單電腦化」。

長庚醫院行政中心資訊管理部在深入了解醫院管理需求的基礎上，參考了台塑企業電腦化程式，結合歐美先進國家的經驗，以設計各類表單為基礎，並根據長庚醫院的實際情況加以修改，獨立開發了醫院 ERP，即醫院資源計畫系統。醫院資源計畫系統使長庚醫院的各大管理制度及相應的管理能立即作業，可進行各項基礎資料的採集、傳遞和應用，不僅實現了即時記錄分析醫院各項資料以適時稽核，並及時追蹤處理各類異常狀況，減少各項作業處理過程中的延誤，同時還可發現醫院各項流程中的管理瓶頸，及時進行改善或再造。

切身感管理：個人利益與企業利益的結合

王永慶的經營哲學可總結為一個樸實的道理即「切身感」，至今仍是台塑企業的最高管理法則。王永慶認為，人性都是自私的，只有對自己的事業有切身感，才會下苦心去經營。他說，企業的管理制度與工作環境若能激發員工的切身感，員工的潛能至少可以發揮到十成以上。

例如，王永慶在 1967 年解散新東公司後，參與創業的 3、4 百名幹部因為都是獨立門戶，各自的經營責任十分明確，因此每個人的經營熱情十分高漲，迅速成為台灣石化工業的主力軍。[2] 這使得王永慶深刻體會到培養員工切身感的必要性和重要性，因為這些幹部的目標明確，他們在為自己做事，自己的命運與企業的盈虧緊密相連。

王永慶認為，企業的管理制度如果設計合理，久而久之就會達成「員工為企業工作就像為自己工作一樣努力」這樣的境界。他認為，切身感是一種更高層次的心靈溝通。如果管理過程講究合理化，那麼員工必定會「心往一處想，勁往一處使」；而且做得愈合理，員工的「切身感」也就

愈強烈。為此，王永慶以「切身感」為核心，自成一套激勵理論和方法。

　　王永慶所謂的切身感是指責任感，即企業如何按照內部分工，使全體員工各自承擔並履行責任。只要員工按照分工標準履行了各自的責任，那麼企業就應該給予相應的報酬和獎勵。

　　責任經營制度之所以能長期有效地運作，關鍵在於員工確實負起經營責任，充分享受經營績效提升後的成果。唯有實施這種基於效益分享的激勵機制，企業才能在最大範圍內以及在最起碼的層次上激發出全體人員的責任感，即增強切身感。

　　1976 年，長庚醫院設立之時，王永慶就把切身感引入到醫院營運。例如，長庚醫院曾有 10 位製造義齒的人員，卻一直無法完成全部的工作，一部分還必須外包，於是王永慶參照前述電梯維修的方式，設立成本中心。經過計算，其實只要一個人就可以包下全部的義齒製造工作。如此一來，工作績效相差 10 倍以上，這也是切身感產生的成效。

　　許多人認為，長庚醫院實施分科、分類等責任經營制度是一味地追求利潤，但事實上，長庚醫院努力追求的是工作的合理化。曾經掌理長庚醫院的王瑞瑜[3] 指出，這種制度不但讓各單位發揮自主經營的切身感、有效控制成本，更能避免依年資給薪、忽略績效表現的不公平現象。王永慶表示：「可能因為各科實施責任經營制，盈虧切身，對待患者的態度就像是對

2　1950 年代末期，台塑和南亞生產的 PVC 粉、塑膠皮和布仍舊堆積如山，無法順利外銷。此時王永慶不顧股東反對，在 1963 年創立新東公司。4 年後，新東公司規模更大了，雇用員工數千人，年銷售額高達 2 千 6 百萬美元，甚至吸引日本人前來觀摩和學習。但就在新東公司業務蒸蒸日上之際，王永慶突然決定解散。面對股東們的激烈反對，王永慶解釋，新東公司已培養了 3、4 百名青年幹部，如果讓這些幹部各自出去創業，每個人成立一家塑膠加工廠，必將創造出一個潛力無窮的下游市場。而此時台塑集團悄悄退回中游原料的生產與銷售。至 1990 年代中期，原來的 3、4 百家加工廠商已擴展為 3、4 萬家，他們共同使用台塑和南亞提供的原料，並成為台塑集團最忠實的下游客戶。在新東公司解散後的 10 年中，台塑集團的營業額每年幾乎以淨額 1 千億元的速度增長。

3　王瑞瑜，王永慶的五女，現任台塑集團七人決策委員會委員。

客戶一樣,各方面相當周到,所以患者人數非常之多,四個院區都是門庭若市,經常一床難求。」

融責任在內的目標管理

目標管理思想已經深植於台塑企業的各項管理活動,並且得到進一步發揚,企業的總目標層層向下分解,意謂著企業經營的總體責任也被層層向下分解,這就是台塑將責任融入目標管理的涵義。

長庚醫院成立後,台塑目標責任管理思想迅速應用到醫院的各項管理活動,包括責任經營制度、績效評核與獎勵制度、品質管控制度、成本管控制度及各項活動的稽核檢討等,都是目標管理思想的體現。

以醫院成本中心為例,按照責任原則,長庚醫院將醫療服務項目成本分為可控與不可控兩部分,並將成本中心所能控制的項目成本按照「橫向到邊,縱向到底」的原則一一列出,包括服務量、品質、人事、能耗等內容,然後針對每一專案運用單元成本分析法,依照三個參考值 [4] 對構成的要因深入分析後,再據以設定標準成本。在醫療品質監控方面,長庚醫院依據各品質管理指標訂立責任中心,並依據各指標性質呈現重點異常責任單位,向下細拆分到最基層專科或病房。如果所有單位和個人都能實現各自的分目標,那麼醫院的整體目標也就能夠順利實現。

目標體系確定之後,所謂目標管理就是控制目標的執行過程,以及對執行的結果實施合理績效評核,以便為最終的「論功行賞」提供事實依據。在管理的實踐當中,一般企業主要依靠預算管理來完成控制過程。

長庚醫院使用台塑企業的做法,不是為預算而預算,而是推行「寓預算於目標管理」,亦即「按照目標達成的方案編制預算」,強調把預算與目標的執行方案緊密結合起來。也就是說,每個員工不僅要積極制訂各自

的工作目標，更重要的是要同步制訂出達成各自目標的具體方案，以便後續的目標管理活動能夠真正落實。

目標達成的方案是一套利潤管理、預算管理和成本管理的目標管理制度，這一點構成了台塑式目標管理制度推行的主要特色。目標達成方案的內容通常比較具體，可分解為多個「細微項目」，而且盡可能用數字或圖表表現，例如物耗降低多少、用人精簡多少等，然後再據以編制預算。

目標達成的方案和每個月實際產生原物料和水電等資料全部輸入電腦，經會計人員整理為單位成本報表，上級便可看出預算執行情況，如有問題，即進一步追查原因。

經營者透過目標及其達成情況，即可對全體員工（包括經營者在內）進行管理並評核績效。

目標管理制度與績效評核作業緊密相連，甚至可把績效評核看做是目標管理制度的一個重要部分，只有目標而沒有績效評核的管理制度是不可能長期具有效果的。

異常管理的檢討改善

制度化管理往往會使整個單位產生僵化思想，一切按制度辦理，如果出現突發狀況、現有制度又沒有相關規定，或者有比既定制度更有效的方式，就會無法及時處理，從而影響創新性，不利於培養及時反應能力。

為了避免這種情況，長庚醫院以合理化為目標，在制度化管理原則下，輔以基於異常管理的持續性檢討改善，確實發現問題源頭，提高應變能力和創新能力。王永慶認為，「絕大多數公司都有制度，但最重要的是

4　三個參考質指理論值、優秀同業實績、自身過去的最佳實績。

制度設定時有無經過深入檢討，實施後有無再行研議是否有窒礙難行之處，並予改善修訂。只有專精之幕僚人員負責推動，始能獲致良好效果，否則將事倍功半，甚至徒勞無功。」

異常管理是暴露問題、正視問題，防止短視地、臨時地、簡單地處理問題的最好途徑。它是現場管理的核心，可讓問題透明化，經過及時改善，進而解決根本性問題，提高管理和生產技術能力，達成經營目標。

異常管理又稱為「例外管理」或「例外原則」，是相對於例行管理而言的。「例行」有三層涵義：一是指成文的規章制度，即所謂「例行制度」；二是指慣例，即約定俗成的成文或未成文的規矩；三是指判例[5]，即以往或歷史上出現過的「先例」。「例行」的核心是「標準」或「依據」。從現代企業管理的角度來看，例行管理是指按照事前制訂好的戰略、規劃、計畫、規範化的管理制度和流程進行的管理活動。

「例外管理」最初由「科學管理之父」泰勒提出，指管理層對日常發生的例行工作提出處理意見，使之規範化、標準化、程式化，然後授權給下級管理人員處理，而自己主要去處理那些沒有或不能規範化的例外工作，並且保留監督下級工作人員的權力。

為了保證領導者有時間和精力履行領導職責，醫院管理應當推行「例外管理」，這樣可使領導者減少日常重複性工作，集中精力於大事上，也可使一般員工增強獨立工作的能力和負責精神。

對那些例外事件，由於缺乏制度及解決問題的流程，也沒有相應的組織機構負責處理，因此領導者必須過問、及時處理，必要時使之制度化、流程化。例如漢代「丙吉問喘」[6]的故事，就是例外管理思想的體現。

異常管理能導引「應急型變革」，且不斷增多，進而推動一種持續性變革，不斷改進組織運作的例行程式，使整個組織活動逐漸合理化。

異常管理制度是長庚醫院能夠精益求精、做到止於至善的關鍵。對長庚醫院來說，在「醫管分工合治」的組織結構下，幕僚管理人員負責異常管理，解決異常事件後，制訂相關流程制度，將此形成常規事件，常規事件根據相應的規章制度例行處置。幕僚管理人員只關注異常，面對未曾預料到的異常，採取超出現有的知識集合和慣例集合進行調適，不斷檢討改善，搜尋新的問題解決辦法，逐步使各項活動達到合理化。

在患者川流不息的院區內，長庚醫院的醫護人員總是在等候患者，而不是患者在等候醫師。如果出現患者在等候醫師的現象，電腦即時監控系統馬上就會發生警示，若無人應對，電腦將會把資訊轉換成異常情況，呈報給上級主管。一旦列為異常，行政中心的幕僚就會趕到現場處理，不經過幾番追蹤檢討是絕對不肯甘休的。

管理中心務求資訊化

人們只注意到長庚醫院的高效率，卻很少注意到高效率背後隱藏的網路化管理機制。為謀求永續經營，長庚醫院始終堅持以資訊化作為推動發展的基本工具，徹底實現了各項醫療事務的線上作業與線上管理。王永慶曾斬釘截鐵地說：「電腦化是企業追求合理化的必經過程。用電腦是一種需要，非用不可！人類整個生活都改變了，沒有電腦就不能和別人競爭。」當長庚醫院還未誕生之時，身為準副院長的醫院管理專家張錦文便提出了電腦化的作業方案：「想要提高大型醫院的服務水準、改善作業流程，絕不能

5　判例是指法院先前的某一判決具有法律的效力，從而成為以後審判同類案件的依據。
6　漢代一位名叫丙吉的宰相，有次外出巡視遇到一宗殺人事件，當下並沒有理會，後來他看見一頭牛在路邊不斷地喘氣，卻立刻停下來仔細詢問。隨從都覺得很奇怪，為什麼人命關天的事情他不理會，卻關心牛的喘氣？丙吉說，路上殺人自有地方官吏去管，而牛喘氣異常，就可能發生了牛瘟或其他有關民生疾苦的問題，這些事情地方官吏往往不太注意，因此他要查問清楚。

全靠人力。」王永慶採納張錦文的建議，最終使長庚醫院成為第一家全面
電腦化作業的醫院。以下是張錦文回憶當初長庚醫院開始電腦化的情形：

　　張錦文曾聽說，王永慶不信任電腦，並常質疑「電腦哪有人腦快？」
問題是，張錦文早已看出來，電腦將是醫院管理必備的工具，為了提升工
作效率，避免批價發生錯誤，並減少人事成本，處處都需要使用電腦。因
此，張錦文想盡辦法，要說服王董事長同意長庚一開幕即採用電腦作業，
這樣才不會產生新舊資料重疊，事務員也不必學習兩套作業系統。要解決
這個棘手問題前，張錦文要先弄清楚：因何王永慶對電腦作業沒有信心？
經他進一步了解才知道，原來，台塑企業的電腦採用的是非即時的離線作
業，怪不得，王永慶老說電腦比人腦慢，因為離線作業只是事後把資料用
人工鍵入電腦，做簡單的統計及加總而已，哪裡稱得上是電腦化自動作
業？因此，張錦文便利用陪王永慶到美國手術的機會，詳細列舉、說明長
庚醫院採用即時線上電腦作業的種種好處，這種作業方式與台塑關係企業
絕對不同。幸好，王永慶聽進去了，同意張錦文的建議。回台後，張錦文
馬上組織成立醫院電腦小組，每星期三晚上自己披掛上陣，親自授課，講
解整個醫院電腦流程。由於多數人不善打字，他建議利用光筆作業解決。
長庚開幕三個月，開始電腦作業，成為台灣醫界的醫療資訊化先鋒，並且
是台灣使用光筆的第一家醫療機構。

　　建院一開始，長庚醫院實施電腦化管理，先由會計、採購、資材著
手，進而掛號、診療、病歷、檢驗、藥劑等作業電腦化，再發展為無紙化
電子醫院，現在已經全面電腦化。長庚醫院成立之初，電腦中心便是隸屬
於院長之下的一級單位。長庚醫院因全面電腦化而建立的臨床輔助決策系

統、患者安全通報系統、用藥安全系統，在減少醫療差錯、保障患者安全、維護患者隱私、確保醫療服務品質、輔助醫療研究發展及提升組織競爭力方面，都發揮了重大作用。

在用藥安全方面，電腦設立 20 項醫囑開立藥品處方提示管制，如重複用藥、相同藥理開方電腦提示、藥品交互作用跨科跨院區提示、藥物過敏開方提示、管制不可剝半嚼碎的藥品、用藥禁忌提示、14 類 107 項藥物危險藥品開方電腦管制、63 項腎功能不佳處方藥品提示、依體重年齡等管控兒童用藥。

在檢驗品質管控方面，研發檢驗資訊管理系統，實現檢體異常與延遲時效控營、異常報告統計與監控、儀器品管監控及報告時效管控等。

在抗生素管控方面，長庚要在全台首創執行住院病患第二、三線抗生素線上針劑審核管控機制，提升抗生素有效使用及減少細菌抗藥性。

2008 年長庚實施電子病歷，通過了衛生部門電子病歷稽核小組檢查及 ISO27001 認證，提高病歷資訊的即時性，加快調閱病歷的速度，提升服務品質，降低營運成本及人事費用，有助於醫學研究、交流及統計。辦公自動化方面，長庚將已完成的 123 張表單納入辦公室自動化作業，各類異常狀況發生情形透過電腦可及時追蹤處理，透視醫院流程瓶頸，協助流程再造，減少處理過程延誤。同時設立各項統計指標系統，即時監控各項醫療活動，給管理者提供決策支持。

電腦資訊系統是支持醫療、行政等各項作業的基礎，是將長庚管理模式應用於實際工作的基本工具。HIS、CIS、PACS、LIS[7] 等僅僅是資料

7　HIS（醫院資訊管理系統）、CIS（臨床資訊系統）、PACS（影像歸檔和通信系統）、LIS（實驗室〔檢驗〕資訊管理系統）、RIS（放射科資訊管理系統）、CAD（電腦輔助檢測軟體系統）等是醫院資訊化必要組成部分。

獲取系統，僅有它們還不能稱為電腦化。電腦化是各項系統有機聯繫和稽核的實現，對醫療、教學、科研和行政管理起輔助決策作用。由行政中心資訊管理部在深入了解醫院醫療管理需求的基礎上，以各類表單為基礎，自行開發各類軟體系統。到了 1984 年，長庚醫院開發出六大類系統（資材管理、人事薪資、會計帳務、醫療事務、醫療輔助、醫療研究）、39 個小系統，並做到相互關聯。原來台塑企業 ERP 生產、營業、人事、資材、工程和財務等六大管理機能被引入醫院之後，演變為醫療、醫事、總務、財務、人事、一般材料和醫藥、工程與設備養護等七大管理機能，形成醫院資源計畫系統。其運行原則如下：一是所有資料從源頭一次輸入，多次傳輸使用；二是各機能之間相互串聯，環環相扣；三是各機能之間相互勾稽；四是注重異常管理。

「追根究柢，止於至善」的管理態度

「追根究柢」就是對問題不追究到水落石出、絕不甘休的態度。王永慶說：「經營管理，成本分析，要追根究柢，分析到最後一點，我們台塑就靠這一點吃飯。」而中外遠近馳名的「午餐匯報會」制度就是「追根究柢」的體現。

追根究柢在成本管控上的表現為單元成本分析。一般企業使用的是單位成本分析，僅把單位成本區分為固定成本與變動成本。單元成本分析是把成本分析到影響成本因素的最根本處，例如層層分析每一項醫療服務項目的用人成本、不計價衛藥材成本、設備費用、作業費用、行政管理費及教學研究和社會服務費用。一項醫療服務項目單元成本的構成可能有數千種，每一種都有它發生變化的不同因素，只有徹底追蹤、檢討改善，才能建立一個確實的標準成本。

曾服務於美國台塑公司的陳定國教授，把台塑的「單元成本分析」形容為「剝五層皮」。在保證病患安全上，根本原因分析法是「追根究柢」的表現，也就是針對醫療事件或事故以一套系統化的程式，用抽絲剝繭的手法一層層追蹤下去，直至找到問題發生的原因，執行改善行動。

「止於至善」是一種不斷進步的動態過程，經由不斷改善，而接近、達到最完善、最完美的理想境界。正是基於這一理念，長庚醫院不斷對材料、流程、技術等不合理之處持續改善，使各項活動逐漸走向合理化，品質不斷提高，成本不斷下降。經營「止於至善」永遠走在前面、永遠無止境，所以能督促長庚醫院永遠追求合理化。

第二節　醫院的企業式經營

醫院實行「企業式」經營的必要性

近 20 年來，世界各國的醫療服務費用都呈現快速增長的趨勢，在提升醫療服務品質的基礎上，降低醫療服務成本，提高醫院營運效率，已成為全球醫療體制改革的重點。

而公立醫院因是政府體制下的事業單位，沒有成本核算，不與利潤發生關係，不進行投入產出分析。長期依賴政府財政補貼，造成公立醫院憑經驗、感性粗放經營管理，缺乏管理的科學性，普遍存在高投入、低效率、醫療資源嚴重浪費、人浮於事的現象，導致醫療服務成本居高不下。

任何機構要想長遠發展、發揮最大功能，必須保證能獲得合理效益。醫療服務機構也不例外。雖然醫院是以服務病患為目的，並非一般企業追

求利潤的最大化，但醫院若不重視經營管理，缺乏營運定位及成本控制觀念，也沒有合理適量的績效與收益，則將無法永續經營。借鑑現代企業的管理理念和方式，已成為現階段醫院提升內部管理水準和效率的主要思路，尤其在醫療人才、設施、技術等面臨約束的當前，實行「企業式」經營對於醫院持續發展和贏得競爭優勢愈發重要。不過，究竟什麼是醫院「企業式」經營？如何運行和操作？仍然困擾著當前的醫院管理者。

醫院「企業式」經營

企業的本質在於透過蘊藏於各種生產要素背後的能力，減少交易費用，實現利潤最大化。對企業來說，利潤是永恆的，因為利潤為企業的持續發展提供了基礎。正如《基業長青》（Built to Last）中所寫的：「企業需要利潤就像人體需要氧氣、食物、水和血液一樣，沒有它們就沒有生命。」企業實現利潤最大化是靠統籌資源的先進管理方法和經營理念。

企業和醫院分別屬於物質生產和非物質生產兩個不同的體系，兩者性質不同，經營的內容、方式、目的也不同。企業是獨立核算的經濟單位，生產的目的就是營利。非營利性醫院不以營利為目的，不承擔為社會積累資金的職責，而且還需要國家公共事業費予以補貼，加強醫院經營的目的是提供優質服務，同時努力降低成本，爭取獲得最佳經濟效益和社會效益，為人民健康服務。兩者最根本的區別在於獲得利潤的去向和用途，以及是否以考慮利潤最大化為目的。

醫院「企業式」經營是以醫院的經營實踐作為自己的實踐客體，既不是把實踐對象變成具有獨立法人地位的企業，也不是簡單地把企業經營的一套辦法照搬過來，而是從實際出發，將企業經營中一些適合醫院經營的原則和理念，進行合理的移植和借鑑。這並不是改變醫院性質，而是透過

經營企業的模式來經營管理醫院，並採用企業中廣泛運用的科學管理方法來統籌醫院各項活動和資源，提高營運效率、降低成本，取得更大的社會效益與經濟效益，實現永續經營和優質服務病患的雙重目標。

醫師提供醫療服務的過程就是生產產品的過程，病患接受醫療服務的過程則是消費產品的過程，兩者必須堅持等價交換的原則，以貨幣為媒介進行商品買賣交易。醫院是醫療服務這一特殊商品生產、交換和消費的場所。醫務人員的勞動是創造價值的生產性勞動，這決定了醫院是生產非物質產品的部門，這是醫院實行「企業式」經營的理論根據。馬克思指出：「對於提供這些服務的生產者來說，服務就是商品，服務有一定的使用價值（實際的或想像的）和一定的交換價值。在任何情況下，醫師的服務都屬於生產上的非生產費用。可以把它算入勞動能力的修理費。」[8] 馬克思說得很清楚，醫務工作者所提供的服務就是一種生產行為，這種生產行為同那些維修機器設備和運輸行業的生產一樣，無疑是創造價值的生產勞動。

醫院經濟活動的客觀過程表明，醫院作為一個相對獨立的經濟實體，具有商品生產和商品流通的獨立經營、自負盈虧的屬性，這種屬性正是醫院實行「企業式」經營的必要條件。醫療服務工作中所使用的藥品、器械、設備等都是商品，必須遵循價值規律，在醫療服務過程中的物質消耗也必須按等價原則獲得等價補償。因此，醫院是社會分工的組成部分，也存在著分配、交換、消費等多方面商品經濟的交換關係，所以，醫院也必然存在著經營問題。

8　中央編譯局編譯（1972），《馬克思恩格斯全集》（第 1 版），人民出版社，第 26 卷，第 1 冊，頁 149& 頁 159。

參考文獻

1. 吳德朗（2005），《理想的國度：吳德朗醫師回憶錄》（第 4 版），台北：典藏藝術家庭。
2. 郭泰（2012），《王永慶經營理念研究》，台北：遠流。
3. 郭泰（2005），《王永慶給年輕人的 8 堂課》，台北：遠流。
4. 崔雪松（2011），《百年奮鬥經營之神王永慶》，長春：吉林大學。
5. 郭大微（1993），〈台塑巨人應變記〉，《天下雜誌》，5 月號。
6. 王永慶（1997），〈台灣活水〉，《台灣日報社》。
7. 王志華、黃德海、王冬、杜長征（2011），〈管理型幕僚與醫院精細化管理——以長庚醫院為例〉，《2011 清華醫療管理國際學術會議論文集》，2011.10.29。
8. 潘佩琪（1984），〈王永慶談電腦化與高科技〉，《資訊與電腦》，第 53 期，頁 73。
9. 李淑娟（2002），《望醫心切——張錦文與台灣醫院的成長》，台北：允晨。
10. 狄英（1985），〈王永慶談美國投資設廠〉，《財訊》，第 42 期，頁 135。
11. 宋秉忠（2005），〈台塑能，台灣不能？〉，《遠見雜誌》，第 223 期。
12. 黃淇敏（2003），〈醫院管理的企業化運作分析〉，《上海預防醫學雜誌》，第 15 卷，第 6 集，頁 257-259。
13. 徐幼民（2005），〈論企業穩定存在的充分與必要條件及其企業的本質〉，《湖南大學學報》，社會科學版，第 3 期，頁 39。
14. 吳宣恭（2005），〈「企業契約論」對企業本質的歪曲〉，《高校理論戰線》，第 11 期，頁 23。
15. 姚樹榮（2002），〈企業性質理論的演變與最新發展〉，《北京科技大學學報》，社會科學版，第 1 期，頁 76。
16. James Collins & Jerry I. Porras (1997)，《基業長青》，台北：遠流。
17. 曾放（1988），〈醫院企業化管理的思考〉，《中國農村衛生事業管理》，第 8 期，頁 10-11。
18. 鄔志輝（2000），《中國教育現代化新視野》，長春：東北師範大學。
19. 魯群林（1987），〈醫院實行企業化管理的可行性探討〉，《財會通訊》，第 4 期，頁 30-31。
20. 王世佺（1990），〈對「醫院企業化管理」提法的商榷〉，《中國衛生事業管理》，第 2 期，頁 79-80。
21. 查憲生（1987），〈醫院企業化管理醫院≠企業〉，《中國醫院管理》，第 11 期，頁 14-15。
22. 王世玲（2009），〈華西醫院重組生產方式中國最大醫院「變形記」：移植長庚模式〉，《21 世紀經濟報導》，2009 年 8 月 26 日。
23. 朱舒婷、任晉生、申俊龍、陳京（2012），〈醫院全成本核算獎金制度和工作量獎金制度的比較研究〉，《中國醫院管理》，第 32 卷，第 12 期，頁 33-35。
24. 張文力、李乃復、敦鳳霞（2004），〈醫院獎金分配模式和分配方法的研究與實踐〉，《中國衛生經濟》，第 23 卷，第 7 集，頁 73-74。
25. 瞿星、蘇維、吳陸、文燕（2008），〈以工作量為基礎的醫院績效獎金計算及分配制度初探〉，《現代預防醫學》，第 35 卷，第 3 集，頁 500-502。
26. 李維進（2008），〈台灣醫院經營管理的重點與借鑑系列之一——台灣醫院的成本控制手段〉，《中國醫院》第 12 卷，第 2 集，頁 70-72。

附錄

附錄一 長庚醫院大事紀

1976　12 月 1 日，財團法人長庚紀念醫院台北門診、急診中心落成。

1977　發行《長庚醫學》雜誌，以利醫師學術交流。

1978　12 月 1 日，林口長庚醫院開幕，創亞洲地區最大私立醫院的先河。

1979　8 月 1 日，台北、林口長庚醫院開辦勞保業務。

1980　發行《長庚醫訊》，免費提供民眾廣泛的醫療知識。

1983　7 月 6 日，為培養護理人才，長庚醫院與明志工專建教合作成立
　　　二年制護理科，為長庚護專前身。

　　　10 月 5 日，配合基隆、高雄長庚醫院的籌建，成立「醫務管理中
　　　心」。

1984　3 月 23 日，完成亞洲首例肝臟移植手術。

1985　為統籌醫療服務、教學及研究管理，成立「醫務決策委員會」。

　　　4 月 5 日，基隆長庚醫院開幕。

　　　6 月 3 日，基隆長庚醫院開辦勞保業務。

1986　1 月 1 日，高雄長庚醫院開幕。

　　　教育部核准長庚醫學院籌備成立。

　　　10 月 8 日，為抑制醫療保險費用增長，率先引進 DRG 制度，作
　　　為醫院內部管理參考。

　　　12 月 16 日，林口長庚醫院復建大樓落成。

1987　4 月 1 日，成立長庚醫學院。

6月6日，台北、林口、基隆及高雄長庚醫院開辦公保醫療業務，
同時選擇部分疾病採用 DRG 方式計費。

王永慶邀集基礎醫學研究學者及專家訪談，研擬推動基礎醫學研
究的工作重點。

1988　6月，成立長庚護專。

　　　7月2日，高雄長庚醫院開辦勞（農）保業務。

1989　急診成立「專科主治醫師制」，並開始培訓「急診專科醫師」。

1991　7月2日，林口長庚醫院完成醫院首例心臟移植手術。由於多人
同時捐贈器官，林口、基隆、高雄三院區同步進行器官移植手術。

1993　林口兒童醫院開幕。

1994　6月17日，高雄長庚醫院完成醫院首例活體肝臟移植手術。

　　　8月26日，林口長庚醫院完成醫院首例骨髓移植。

1995　高雄兒童醫院開幕。

　　　12月1日，林口長庚醫院完成世界首例以內視鏡實施心臟內部的
開心手術。

1996　研擬成立中醫臨床服務部門；並在長庚醫學暨工程學院醫學院籌
設中醫藥學系、所。

　　　7月1日，林口院區成立中醫部，並自8月1日起開辦中醫門診
業務。

1997　8月1日，長庚醫學暨工程學院經核准，自8月1日起改制為長
庚大學，由張昭雄教授擔任代理校長。

　　　9月11日，林口兒童醫院獨立，成為全台首創的長庚兒童醫院。

1998　7月1日，林口院區開辦台灣首創的「桃園地區急重症系統」，整
合結盟醫院的急診與 ICU 醫療資源，發展跨六區的急重症醫療。

1999　台北院區成立「中醫分院」（林口中醫分院開幕）。

2000　高雄縣委託經營鳳山醫院（高雄院區鳳山醫院開幕）。

　　　2月23日，與高雄縣政府正式簽約，接受委託經營鳳山醫院。

2001　3月12日，長庚醫院護理之家於林口開幕。

　　　5月2日，高雄長庚醫院完成首例孕婦活體肝臟移植手術。

2002　1月16日，嘉義長庚醫院開幕。

　　　8月1日，長庚護專改制為長庚技術學院。

　　　8月28日，台灣首例活體雙肝移植，全球第三個完成活體雙肝移植的醫院。

2003　復健分院更名為桃園分院，並開始門診服務。

2004　11月24日，高雄長庚完成第200例活體肝臟移植手術。200例受肝者1年存活率97.3％，5年存活率93.4％，是當時全球最高的存活率。

　　　12月，養生文化村開幕，為銀髮族提供全方位的照護環境。

2005　1月2日，養生文化村正式開放營運。

2006　11月3日，基隆情人湖院區正式開始營運。

2008　5月6日，王永慶親自至廈門長庚醫院進行開業剪綵。

　　　10月15日，王永慶逝世於美國新澤西州。

2009　3月30日，法人名稱改為「長庚醫療財團法人」。

　　　12月28日，雲林長庚紀念醫院啟用。

2010　4月12日，林口長庚醫院獲「第20屆國家品質獎」。

　　　12月27日，林口長庚醫院整型外科顯微重建中心，獲醫療院所類醫院特色專科組「國家生技醫療品質獎—金獎」。

2011　1月11日，林口長庚醫院設立永慶尖端醫療園區（質子暨放射治

療中心）。

10 月 6 日，嘉義長庚護理之家啟用。

12 月 20 日，林口長庚醫院護理部團隊獲「國家生技醫療品質獎—金獎」暨 SNG 國家品質標章認證。

 附錄二 院長信箱檢討實例

　　林口長庚設置 42 個院長信箱，每週一、三、五專人收集反映案件。台北長庚設置 16 個院長信箱，每週二、五專人收集反映案件。每天再匯集網路收到的院長信箱、滿意度問卷和意見反映服務專線 3456 的民眾意見。案件匯集後依院長信箱案件處理作業準則，進行案件登錄→案件處理（一般案件 7 天、重大案件 3 天、未立案 1 日）→案件處理結果回覆（電話、電子郵件、當面說明）→改善追蹤（每月呈報及追蹤）。 2011 年上半年台北、林口院長信箱收集案件數參見附表 2-1。

　　2011 年度上半年正向案件以部門分析排序，參附表 2-2，正向立案呈准後通知單位主管，予以公開獎勵表揚並列入個人考核。附表 2-3 為

附表 2-1 2011 年度上半年台北、林口院長信箱案件

院區／類別	正向案件數	負向案件數	純建議案件數	年度合計
台北	260	14	1	275
林口	2,197	32	4	2,233
2011 年上總計（A）	2,457	46	5	2,508
2010 年上總計（B）	2,241	47	7	2,295
差異（A － B）	＋ 216	－ 1	－ 2	＋ 213

2011 年上半年純建議反映案件的類別分析。附表 2-4 為 2011 年上半年負
向案件部門分析。附表 2-5 為 2011 年上半年度負向案件類別分析。

附表 2-2 2011 年度上半年正向案件部門分析排序

部門	件數	排序	部門	件數	排序
護理部	1,368	1	神經外科	42	7
教學部	145	2	醫事處	40	8
婦產部	101	3	胃腸肝膽科	37	9
兒童內科部	80	4	一般外科	32	10
心臟血管外科	56	5	其餘科系	30 ↓	11 ↓
骨科部	55	6			

附表 2-3 2011 年上半年度純建議反映案件的類別分析

案件類別	事項	處理結果
環境衛生	急診公廁髒溼，味道難以忍受，建議醫院確實巡查改善。	1. 環境清潔維護頻率評估由原 1 小時改為 30 分鐘； 2. 工務課全面檢視廁所排風系統，針對急診公廁排風系統流速建議改為每小時 15 次以上，並於 2011 年 3 月 30 日完成設備替換。 3. 2 月 24 日致電向病患說明獲理解。
急診等候	急診患者多要先檢傷才能排序再看診，等候久。建議醫院改善急診看診作業。	1. 檢傷分級由急診醫學科部長建請衛生部門於電視媒體公告民眾周知； 2. 針對檢傷分級為 3-5 及病患照護，請護理部再檢討照護流程之應對作業細節； 3. 胃腸肝膽科胃鏡檢查切片後留觀，勿送至急診觀察，因未加掛急診，致急診無法掌握病患動態，恐衍生醫療照護糾紛，影響病患安全； 4. 2 月 24 日致電向病患說明獲理解； 5. 檢傷一級病患需簽住加護病房照護時，建請由黃副院長指示加護病房委員會主席楊主任統籌指導調度。
環境衛生	胃腸超聲波檢查室床單及枕頭套未達衛生標準。建議改善。	1. 本院均定時更換檢查床之床單及枕頭套等寢具，並視現場狀況有髒汙即時更換，皆符合衛生標準並獲醫院評鑑成績為特優； 2. 本院為持續加強執行安全的環境與設備，有關超聲波檢查床單及枕頭套，另檢討，改採鋪以即棄式紙巾，於每位病患檢查後即更換即棄式紙巾方式，以加強衛生； 3. 胃腸科檢查室於 6 月全面更換即棄式紙巾方式。

（接下頁）

案件類別	事項	處理結果
設備檢修	病理大樓電梯反應慢，電梯門一開走到入口按鍵無反應。建議改善，否則易發生危險。	1. 現況病理電梯等候乘客進入時間為 8 秒，一般乘客進出足夠，但若行動不便者可能會有不足之虞。按上下鍵無反應，經實際測試 #3-#6 可重複再開門，#1、#2 是癌症中心專用，須由車廂內控制關門與否。 2. 3 月 11 日去電向柯先生說明。 3. 3 月 14 日知會社服請社工於高峰時段（9-11 時及 14-16 時）引導乘客上下電梯。
服務制度	腫瘤科住院歷程等待 2 個多月，恰似一部無形的殺手機器。建議醫院改善。	1. 本案經醫事處了解病患等簽床歷程（2 月 26 日限簽單人房、4 月 6 日改單、雙床等候、4 月 21 日改不限床位等級簽住、4 月 26 日急診等床、4 月 27 日簽 7F09C）。 2. 病患等床時間取決於科別特性、床等及醫師手術日等諸多原因，特別是床等更是影響等床時間的一大因素。腫瘤科為本院最長科別之一（平均 22.3 天），又受床等因素影響，故等床 2 個月才簽住，僅表遺憾。 3. 本院 6 月 22 日去電致意並說明病患簽床流程，該科平均等床日數及因受床等因素，等床 2 個月才簽住僅表遺憾。醫事部門改善：即時提供病患完整等床資訊、簽床 SOP 作業，服務病患更明確了解等床時間的評估，降低不明確而產生的抱怨。經說明後，病家能理解。 4. 簽床作業依醫事課改善對策執行（簽床 SOP）。

附表 2-4　2011 年度上半年負向案件部門分析排序

部門	件數	部門	件數
護理部	6	醫事處	2
眼科部	6	急症外傷外科	1
急診醫學科	5	胃腸肝膽科	1
婦產部	4	胸腔內科	1
整形外科	3	麻醉部	1
耳鼻喉科	3	腎臟科	1
牙科部	3	神經內科	1
一般內科	1	影像診療科	1
泌尿科	2	心臟內科	1
骨科部	2	皮膚科	1

附表 2-5　2011 年上半年度負向案件類別分析

案件類別	對象	處理結果	改善方案
服務制度（主治醫師未親自看診）	耳鼻喉科門診吳某某主治醫師	1. 本案經了解個案係多年前看診過吳醫師，治療效果佳，故本次頭暈症狀即掛吳醫師診治。唯初次住院醫師看診處置後，回診已改善許多，故住院醫師未再進一步找吳醫師看診。 2. 吳醫師 4 月 29 日親自去電向患者致意並說明，獲病患理解接受。	1. 針對耳鼻喉科主治醫師未親自看診，醫院以交辦案件，耳鼻喉科全面加強宣導主治醫師必須親自診視病患並做個別指導。 2. 管理部 5 月 20 至 26 日查核及訪問病患，耳鼻喉科零異常。
服務態度（工作人員應對口氣及態度不佳）	醫師類：12 位 護理類：6 位 醫技類：1 位 行政類：2 位	1. 去電致意。 2. 說明澄清，感謝給予人員再教育機會，取得病家理解。 3. 協助後續就醫。	1. 各部、處、專科被反映服務態度不良案件，皆責成案例於科會或醫護聯合討論中檢討改善及人員個別教育訓練。 2. 6 月起被反映服務態度不良者，需學習服務禮儀教育訓練、課後心得報告交管理部存查。 3. 列入專科教學教案。
服務態度（醫師應對口氣及態度不佳，直接退診要病患至急診就醫待住院）	一般內科主治蒲某某醫師	1. 於 4 月 12 日再次去電致意，並說明醫師超聲波檢查不到 24 小時，結果報告尚未列檔，醫師無法詳加說明，深表遺憾。但因擔心病患病況改變，口頭囑咐若有不適，可回急診甚至由急診安排檢查才能掌握時效。因醫病雙方對於檢查及轉診認知誤解，使得病患有所不滿。經說明後，病家能理解，但對醫師態度仍無法認同，本院表示一般內科已要求蒲醫師改善。 2. 目前病患於本院胃腸科門診定期追蹤，病況穩定。	1. 依一般內科劉主任意見，科內加強醫病溝通技巧，避免醫師們類似案件發生。 2. 8 月起林口院區改僅每週六看診高齡醫學周全性評估整合門診。
服務態度（醫師應對口氣及態度不佳，看診時都說不清楚）	眼科主治陳某某醫師	眼科部回覆，並於 3 月 9 日科主任去電親向病家致意，澄清病患醫療、配鏡過程的誤解，為醫師應對用語似有不恰當處，表示會要求陳醫師改進。經說明後，病患能理解，目前鏡片重換後已能適應。	本案依眼科部陳醫師檢討改善方針執行溝通技巧，避免醫師們發生類似案件。
服務態度（護理師執行翻身動作粗魯，家屬提示多小心不要弄傷病患，未料卻口氣差，要家屬外面休息，即拉起圍簾）	CCU 黃某某護理師	1. 經護理部回覆，並於 3 月 4 日去電致意，澄清說明病家反映事項及未來改善處理對策。經說明後病家表示能理解接受。 2. 依護理部加護單位改善對策執行。	1. 當會客結束家屬不願離開時，詢問家屬是否有擔心或需要協助之處，以免誤以為催促他們出去。 2. 針對家屬反映的翻身技術、關門及拉床簾的動作，教導人員在執行措施時動作要輕柔，且須主動向病患或家屬說明目的，其他的護理措施執行時亦須比照此方式。 3. 針對此事件與當事者分析說明正確的執行方式，使下次遇到類似情境能處理的更妥善。 4. 單位主管於會客中監控。

（接下頁）

案件類別	對象	處理結果	改善方案
服務態度（櫃檯人員態度冷漠很不友善，臭臉，好像繳費是在還錢）	醫事處楊某某醫事管理員	1. 經了解為中午輪流用餐時間，適逢楊員用餐時間，故已關線並未開線服務。 2. 本案已於 5 月 26 日 13 點 50 分電話與投訴者陳小姐了解狀況並予說明，已獲理解。	1. 個案處理檢討責成人員雖於用餐時間，亦協助留意櫃檯狀況，如有需要隨時協助。 2. 改善對策： (1) 責成現場主管加強高峰人力彈性機動調度，降低病患等候時間，以提升服務品質。 (2) 加強宣導櫃檯服務的關線作業流程 SOP，減少及避免造成病患觀感不佳誤解。 3. 該員學習服務禮儀教育訓練及 6 月 30 日完成心得報告回管理部存檔。
醫護技術（醫護技術不佳，未確切診斷或處置後結果不好）	醫師類：9 位 護理類：1 位	1. 去電致意。 2. 醫療處置過程說明澄清，感謝給予人員再訓練機會，取得病家理解。 3. 協助後續就醫。	各部、處、專科被反映案件，皆責成案例子科會或醫護聯合討論中檢討改善及人員個別教育訓練。
醫護技術（異物插入耳道流血，醫師無法擦藥及檢查，僅開抗生素，未清除病患外耳殘留血跡）	耳鼻喉科張某某醫師	1. 本件經耳鼻喉科回覆，醫院於 3 月 30 日去電致意，並說明醫師未清潔耳道及開藥的用意。 2. 說明後家屬能理解，但對看診後耳朵周圍殘留的血跡汙漬都無醫護人員協助清潔，無法釋懷。	個案提供耳鼻喉科及急診醫學科參考改善，讓醫療服務更完善。
醫護技術（護理師對病童體溫監測及點滴回血腳腫等處理錯誤百出）	護理部蔡某某護理師	經護理部回覆說明，並於 3 月 29 日去電致意並了解事件經過，對病家感受護理師不夠用心致表遺憾，並經單位主管溝通說明後，病家能理解體諒。	依護理部意見「建立家屬自備耳溫槍照護須知」等改善措施執行。
醫療爭議（處置失效、不可逆後遺症發生、病患往生）	醫師類：12 位	1. 去電致意，說明醫療過程，部分能獲理解。 2. 召開醫療團隊與病家醫療處置說明。 3. 8 件轉社服處醫療爭議糾紛處理。	1. 醫糾案例檢討。 2. 建置系統改善（用藥安全、檢查、驗異常提示）。
醫療爭議（搔刮內膜組織結果異常，1 年後才被通知罹癌，速回診治療）	婦產部宋某某醫師	1. 去電致意，說明病理報告通知流程，為病患未再回診，造成此一疏失。 2. 病家無法認同，訴求醫院道歉及賠償損失。 3. 轉社服處醫療爭議糾紛處理。	1. 醫糾案例檢討。 2. 建置系統改善：檢查、驗異常提示主治醫師。
醫療爭議（病家反映醫師使用抗癲癇藥物未做基因試案，致病患發生 Stevens-Johnson 綜合症需住院診療）	神經內科張某某醫師	1. 去電致意，說明醫師用藥目的及副作用之說明。 2. 病家無法認同，訴求醫院道歉及賠償住院診療費用損失。 3. 轉社服處醫療爭議糾紛處理。	1. 醫糾案例檢討。 2. 建置系統改善：使用該類藥物需有過敏提示，或需基因檢測提示主治醫師。

（接下頁）

案件類別	對象	處理結果	改善方案
抱怨處理者回覆不佳（病家反映醫師未針對病患疾病用藥且數落家屬跟不上現代用藥常識）	院信承辦人	去電致意，說明當時無法電洽，僅能電子郵件做初步回覆，回診時主治醫師會親自說明，造成家屬誤解，致表歉意，並再次線上澄清醫師用藥評估，能獲理解，表示醫師不該說家屬跟不上現代用藥常識，讓家屬無法釋懷。	1. 專科編成教案，列入醫病溝通訓練項目。 2. 案例呈報檢討。 3. 院信處理中流程回覆： (1) 電話聯繫：告知收件並致意→了解案件過程→轉知相關部門主管了解回復→一週後會再說明 (2) 電子郵件：範本 　X 女士（先生）惠鑒： 　X 年 X 月 X 日大函敬悉 　承蒙台端來函指正，促使本院了解不足之處，進而改善並提升醫療服務品質，僅此致謝。 　大函指出（主要抱怨事項），本院將立即深入檢討問題發生之原因，並預定於一週後再逕覆台端說明。 　再次謝謝台端對本院之關心，其望繼續不吝賜教，策勵本院精益求精，造服病患。專此奉覆　敬頌 　時祺 　林口長庚醫院信箱管理部長林小姐敬上 　電話：03-2381200 轉 3456
現場工作人員直接請病患反映至 3456 或寫院長信箱反映（常見有：藥物更改廠牌、掛號、簽床、申請病歷資料、收費等）	院信承辦人	1. 向病家致意並了解事件內容及病患訴求。 2. 說明並協助達成病家需求。	1. 相關主管針對案件尋求一致說明。 2. 各科做成教材，訓練現場人員。 3. 相關案例說明回覆： (1) 2011 年上半年度負向案件等床類別案例 　台端來函之電子郵件本院已接獲，承蒙來函說明，謹此致謝。 　來函反映住院等床事宜，造成台端困擾，本院深表遺憾。本院向來目標皆希望病患能依其簽住日期皆有床位可住院，惟目前院區各科病房占床率高，等待住院的病患很多，主管機關給予本院的床數亦有一定，無法再行擴充，因此所有預住院病患，都以當天住院日期確認有床位後依序通知及給床。唯當日無法簽住的外科系病患，住院中心與主治醫師再行確認後，隔日中午前會再與病家聯繫。 　本院感同病家住院等床的焦急，僅此表達本院的關懷。再次謝謝您對本院的說明與指導，期望繼續不吝賜教，策勵本院精益求精，以造福病患。祝健康快樂 　長庚林口管理部院長信箱林小姐敬上 　電話：03-2381200 轉 3456

（接下頁）

案件類別	對象	處理結果	改善方案
			(2) 2011 年上半年度負向案件掛號類別案例 本院門診掛號除由醫師預約必要之持續性醫療外，並提供網路、人工專線、電腦語音及現場等不同掛號方式。惟基於確保病患安全及提升醫療服務品質考量，本院依科別特性及醫師看診速度訂立看診名額，使醫師有充裕時間診察病情，以維持病患就醫權益。另查本院有多位元醫師提供某某門診服務，如民眾欲掛診之醫師門診名額已達管制限額，仍可選擇改掛診其他時間或醫師門診，其就醫權益不受影響。 (3) 2011 年上半年度負向案件更藥廠牌類別案例 本院目前使用某某錠劑與更換廠牌前錠劑之成分、劑型、作用與副作用均相同，均符合 GMP 及 Ples 認證，亦由健保給付，病患用藥權益並無影響。請與主治醫師聯繫，評估若有臨床治療之必要性，可依照新藥引進評估機制與申請流程，進行相關申請。

附錄三 長庚醫院根本原因分析方法應用實例

　　據媒體報導，27 歲的陳某某因打籃球致右腳掌骨碎，到林口長庚醫院就診，由骨科張某某醫師主刀，卻因登記疏忽致錯開左腳，之後重新麻醉又動刀一次。

　　院方聲明會負起後續的醫療照護責任，給予合理賠償。依規定終止張某某進行手術的職權，並送醫師資格審查委員會議處。林口長庚指出，陳某某兩腳傷口恢複良好，醫院全力照護，與其家屬達成和解。

一、RCA 前準備

組織一個小組，小組成員包括臨床單位及行政部門，品質管理中心執行長任小組長。臨床單位包括骨科部的部長和醫師、護理部的主任及副主任和督導，以及麻醉部的副部長、醫師、護理長和手術室管委會執行祕書；行政部門包括副院長和副主任、護理組的副組長和專員、醫管部專員、教學部高專、管理部高專和專員、品管中心醫品師、經營組專員。

二、情境簡述

27 歲陳某某因右腳跟關節疼痛至骨科門診就醫，經醫師安排於 2010 年 6 月 21 日進行踝關節內視鏡檢手術，醫療團隊成員及主刀醫師未落實手術部位確認，導致手術部位異常。

三、收集資訊

醫師負責收集作業規範、病歷紀錄、報告及訪談；護理師負責收集護理技術手冊、標準作業規範、報告及訪談 • 麻醉技術師負責收集麻醉作業規範、報告及訪談。

四、訪談對象

主治醫師（主刀醫師）、值班住院醫師、值班實習醫師、巡迴護理師、手術專責護理師、麻醉科主治醫師、麻醉技術師。

五、病患就醫背景介紹

陳姓病患，男性，27 歲，2010 年 4 月 9 日因右踝疼痛來本院骨科門診就診，經理學檢查、X 光檢查及超音波檢查，診斷為右踝有游離體。經

主治醫師張某某醫師說明後於 2010 年 6 月 4 日排定，2010 年 6 月 20 日入院，2010 年 6 月 21 日接受手術。

六、事件介紹及說明

事件類別：手術部位錯誤異常事件（右踝關節誤開成左踝關節）。

發生時間：2010 年 6 月 21 日 14 時 35 分。

發生地點：手術室 57 房。

事件說明：陳姓病患於 2010 年 4 月 9 日門診就診，診斷為右踝有游離體，經張某某醫師（主刀醫師）說明後安排病患接受手術，當時張醫師將病患資料書寫在自備本子上時誤寫為左踝，2010 年 6 月 18 日輸入手術排程時，輸入為左踝關節鏡手術，具體說明經過請參附表 3-1。

七、比對標準作業規範

比對 2010 年 5 月第五次修訂的「手術全期護理標準作業規範」，結果發現：

（一）手術前，除了應使用至少兩種以上的病患辨識方法以外，手術團隊應在每個階段分別核對病患及手術部位、手術方式正確，才能進行手術。本次事件中，手術專責護理師、手術醫師與巡迴護理師未落實手術部位確認。

（二）病患基本資料與預定表或手術預約單資料不符時，須立即停止接送病患，確認病患資料，正確後才可進行手術。本次事件中，巡迴護理師並未落實即時進行通報及更正資料。

附表 3-1 手術部位錯誤異常事件具體經過

時間	事件
6/20 19：00	陳姓病患人住 7H07C，由實習醫師吳某某醫師詢問病史，做身體評估之後完成病歷紀錄。稍後由吳醫師執行手術部位標示，依本院標示規定與病患確認手術部位之後完成標示。
6/21 11：55	等候室護理師廖某某使用條碼確認病患身分後，以病歷手術同意書及手術前護理紀錄單等核對病患手術部位時，病患反映其手術部位為右踝，廖某某依據病歷及手術同意書，向病患說明病歷記載及標示均正確後離開。
6/21 12：00	巡迴護理師 N3 張某某與巡迴護理師 N3 柳某某，共同依手術排程表確認病患資料，由 N3 柳某某準備手術器材設備，N3 張某某至等候室接病患。
6/21 12：11	巡迴護理師 N3 張某某與麻醉技術師蔡某某到等候室迎接病患，依手術排程表、病歷各自核對病歷。手術前護理紀錄單及手術同意書之手術部位，與病患自訴均為右側踝關節，巡迴護理師實際查看患側，確實已執行右側手術部位標示。然而，巡迴護理師 N3 張某某發現手術排程單上手術方法錯輸為「左側踝關節鏡手術」，與病患及家屬確認手術部位正確為右側踝關節，故擬進入房間後再提醒醫師重新更改手術排程。
6/21 12：25	將病患接入手術房間 57 房後，因無任何醫師在手術房間，故 N3 張某某未及時告知醫師。N3 張某某在與 N3 柳某某交接完內視鏡儀器及器械後，因 N3 柳某某表示「已經知道病患狀況」，故未再進一步交班，遺忘提醒手術排程錯輸事宜。
6/21 12：26	準備麻醉前，麻醉技術師蔡某某與麻醉科沈某某醫師核對麻醉同意書與手術同意書的手術方式為右踝關節鏡手術。病患當時表示對麻醉方式不了解，且主訴腰椎間盤脫位，不適合做半身麻醉，故由麻醉科沈某某醫師告知病患半身麻醉與全身麻醉的不同及優缺點，於 12：33 完成全身麻醉。
6/21 12：40-12：51	麻醉完成後，預備進行腿部刷洗前，張某某醫師先檢視病患雙腳關節活動度及手術部位後，由手術專責護理師陳某某依手術排程單上資料於病患左大腿綁上驅血帶，張醫師隨即離開，手術專責護理師陳某某接著進行手術部位刷洗。主治醫師張某某與住院醫師范姜某某刷完手後，共同執行左側肢體消毒及鋪單（手術專責護理師陳某某協助抬腳），但刷洗前及消毒時未依規定確認標示於病患右腳大拇指的手術部位標示記號，於 12：51 劃刀左側。
6/21 14：31	手術結束，陳姓病患於手術室門口處醒來，主訴「我是開右腳為何左腳疼痛」，張某某醫師此時發現病患手術部位標示於右腳，手術部位誤開成左腳，立即向病患坦承疏失，交代巡迴護理師先將病患送至恢復室等候接台，並向巡迴護理師表示會代為將此事件告知手術室護理長。
6/21 14：35	巡迴護理師及麻醉技術師將病患送至恢復室。

八、問題確認

（一）手術前，主刀醫師將病患資料書寫在自備本子上時誤寫為左踝，輸入手術排程時輸錯為左踝關節鏡手術。

（二）巡迴護理師、麻醉技術師發現手術排程標示與病歷不符，未及時通知手術醫師更正。

（三）皮膚消毒前，手術專賣護理師、手術醫師與巡迴護理師未落實手術部位確認。

（四）劃刀前，主刀醫師並未於執行手術前再次確認個案手術部位是否正確，不符合院內標準作業程式。

九、原因分析（參附表 3-2、附圖 3-1）

附表 3-2 手術異常原因分析

原因	關卡／控制／防禦機制	機制有無運作	為何機制會失敗及失效的影響
為何主刀醫師將手術部位書寫錯誤？	主治醫師（主刀醫師）於門診看診時，可將病患手術資料直接輸入手術排程。	無	主治醫師（主刀醫師）於門診看診時，未將病患手術資料直接輸入手術排程，而是先行書寫在自備小本子上，且未正確依據病歷而造成輸入手術排程手術部位錯誤。
為何巡迴護理師及麻醉技術師發現手術排程部位錯誤未通知醫師？	手術室護理人員依據病歷（核對手術前護理單、手術同意書及手術前醫囑、手術室使用預定表或手術預約單資料）核對手術方式及部位，發現錯誤時應立即通報。	有機制未正確執行	巡迴護理師及麻醉技術師依病歷核對病患所有資料，但在發現手術排程表與病歷、手術標示部位不符時，未立即通報醫師更正，並在排程未更正時仍將病患接入手術室，而且在交接班時遺漏交接發現異常事項。
手術團隊成員未落實執行部位確認？	「手術全期護理標準作業規範」指出手術前，除應使用至少兩種以上的病患辨識方法之外，手術團隊應在每個階段分別核對病患及手術部位、手術方式正確，才能進行手術。	有機制未正確執行	本次事件於手術準備前段確實依標準作業執行兩種病患辨識法核對及接送病患，並檢查出手術排程輸入錯誤。但本案執行缺失為： 1. 皮膚消毒準備前，手術專賣護理師、手術醫師與巡迴護理師，未落實手術部位確認； 2. 劃刀前，主刀醫師未再次確認手術部位。

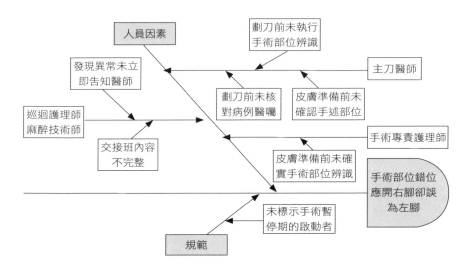

附圖 3-1 手術異常要因分析魚骨圖

十、即時介入措施

召開檢討會議，時間見附表 3-3。

6 月 24 日發布全院性電子公告，明確制訂詳細作業規定，重申確實執行手術病患辨識、手術部位確認、手術前暫停期作業，以確保手術病患安全。

附表 3-3 事件發生後即時介入措施

項次	日期	內容
1	6 月 22 日、 6 月 23 日、6 月 24 日	院長召開跨部門手術部位錯誤異常檢討會議
2	6 月 22 日	管理部召開手術部位異常事件根本原因分析檢討會議
3	6 月 24 日	手術室管理委員會召開臨時會議
4	6 月 25 日	病患安全委員會召開臨時會議
5	6 月 29 日	管理部召開危機處理小組會議
6	7 月 1 日	管理部召開醫療異常事件處理流程檢討會議

十一、改善行動方案

（一）流程與規範重新檢視與改善

1. 重申及落實「手術室病患辨識與手術前暫停期作業流程」，並再次強調如遇疑問隨即暫停後續作業，直至釐清問題、確認無誤為止。

2. 規範修訂如「手術全期護理作業」、「手術室病患接送」、「手術護理紀錄書寫標準作業規範」、「手術護理」、「護理人員交接班及運送病患」、「手術室各房間交接班」、「麻醉部手術病患辨識」。

（二）全面教育訓練

1. 針對發生錯誤人員即時進行追蹤輔導。

2. 分別於 6 月 25 日及 6 月 28 日 7 時 30 分至 8 時 30 分及 16 時：30 分至 17 時 30 分舉辦四場次教育安全宣導。

3. 透過根本原因（RCA）分析，強化醫療團隊人員在劃刀前一暫停期的認知與行為。

4. 醫療人員職前訓練及在職教育課程加入暫停期的概念。

5. 將異常案例做成教學教案，加強人員問題評估及處理能力，落實醫療團隊間交接班作業。

（三）強化內、外部稽核作業。由品質管理中心、外科部、骨科部、眼科部、婦產部醫師主管成立稽核小組，定期與不定期稽核。

（四）資訊化介面協助醫療作業。手術部位電腦查核機制參見附圖 3-2。

（五）通報「台灣病人安全通報系統」（Taiwan patient safety reporting system, TPR）。

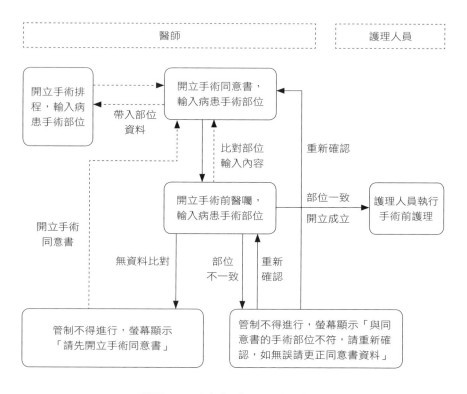

附圖 3-2 手術部位電腦查核機制

致謝

本書以長庚醫院作為單一案例，採用史實追蹤與實地訪談、理論探索加實務總結等方法，全面剖析了長庚紀念醫院經營管理模式的全部內容，總結了其經營績效在近40年的成長歷程中久盛不墜的成功經驗。

我們多次往返兩岸，得到了台塑集團和長庚醫院的各級主管、專家學者的大力支持和幫助。他們出色的技術能力、管理水準和人格魅力給我們留下了終生難忘的記憶和印象。他們把崇高的「以病患為中心」的理想與實際的管理工具結合起來，使台灣人民接受了精細周到的醫療照顧。

感謝長庚決策委員會前主委吳德朗醫師、長庚決策委員會主委陳呈瑞醫師、林口總院前院長陳敏夫醫師、林口總院院長翁文能醫師、長庚大學醫學院前院長魏福全醫師、高雄分院院長陳肇隆醫師、基隆分院院長程文俊醫師、桃園分院院長黃美涓醫師、嘉義分院前院長王正義醫師。他們都是世界級醫療專家，其偉的大人格、精湛的醫術和辦院的理念均讓我們時刻銘記於心！

特別感謝長庚醫院行政中心主任龔文華教授、行政中心黃銘隆執行長、行政中心楊麗珠副主任、經營管理總組徐複春組長、人力資源發展部鐘惠如組長、醫務管理部潘延健組長、資訊管理部陳世哲組長、北京清華長庚醫院蔡連福執行長、長庚養生文化村李陳青洲主任、倪同芳高專，以及郭德望、薛証蓬、朱永立、劉炳志、吳玳琳、葉貴麗、邱俊傑等眾多行政中心高專、專員。著實欽佩他們的偉大人格和刻苦耐勞，驚嘆他們對長

庚醫院管理、乃至整個台灣醫院管理所做出的巨大貢獻。他們不僅為我們
耐心講解創辦人王永慶先生的經營理念、管理思想和實踐經驗，同時也在
我們訪台期間給予了無微不至的生活關照！

　　感謝明志科技大學校長劉祖華教授、長庚大學校長包家駒教授，他們
不僅是教育家，也是教育管理專家，劍及履及「勤勞樸實」的教育理念，
數次屈尊與我們促膝長談，讓給我們留下了刻骨銘心的記憶和印象！

　　此外，還要感謝長庚醫院，在我們數次訪談、調研期間，提供豐富的
圖表資料，也要感謝本書參考與引證其文獻和資料的所有專家和學者。

　　本書僅是有關長庚醫院經營管理領域的第一階段成果，相關更為深入
和廣泛的研究工作仍在進行。由於能力有限，本書必然會有不少缺陷，懇
請各位讀者老師和專家批評指正。

實戰智慧館 429

掛號、看診、拿藥背後的祕密

長庚醫院教我的 6 堂成功管理課

作者──王冬、黃德海

副主編──陳懿文
編輯──盧珮如
封面設計── Javick
版型設計──丘銳致
行銷企劃經理──金多誠
出版一部總編輯暨總監──王明雪

發行人──王榮文
出版發行──遠流出版事業股份有限公司
地址──臺北市 100 南昌路 2 段 81 號 6 樓
電話── (02)2392-6899　傳真── (02)2392-6658　劃撥帳號── 0189456-1
著作權顧問──蕭雄淋律師
法律顧問──董安丹律師
2014 年 11 月 1 日　初版一刷

_ib_-遠流博識網 http：//www.ylib.com E-mail：ylib@ylib.com
＊本書圖表資料除特別註明外，均由作者實地調研所得。

國家圖書館出版品預行編目（CIP）資料

掛號、看診、拿藥背後的祕密：長庚醫院教我的 6 堂
成功管理課/ 王冬、黃德海 著 .-- 初版 .-- 臺北市 : 遠流，
2014.11
　　　　面；　公分 --（實戰智慧館；429）

ISBN　978-957-32-7519-0（平裝）

1. 醫院行政管理　2. 企業經營

419.333　　　　　　　　　　　　　103020614